Dr. Michael Despeghel-Schöne
Kordula Werner

Weg mit den Kilos!

Das 6-Wochen-Programm für Kinder und ihre Eltern

vgs EGMONT

Für die Mitarbeit am praktischen Teil des Buches danken wir der Diplom-Sportwissenschaftlerin Stephanie Wiedleroither

Bibliografische Information Der Deutschen Bibliothek
Die Deutsche Bibliothek verzeichnet diese Publikation in der Deutschen Nationalbibliografie; detaillierte bibliografische Daten sind im Internet über http://dnb.ddb.de abrufbar.

Bildnachweis: S. 5 Dr. Michael Despeghel-Schöne; S. 7, 12, 14, 33, 35, 48, 53, 60, 67, 70, 73, 80, 117: Mauritius – Die Bildagentur; S. 23: Getty Images/Karen Moskowitz; S. 125: zefaimages/zefa/Emely.
Illustrationen: S. 18 unten, 19, 42, 51, 52, 53, 139, 140, 141: Metzgerei Strzelecki;
alle übrigen: Tooncafé.

Originalausgabe

Redaktion: Alexandra Panz
Lektorat: Angelika Greif
Produktion: Sandra Pennewitz
Umschlagfoto vorne: © Royalty-Free/Corbis
Umschlagfotos hinten: Dr. Michael Despeghel-Schöne (links), Uwe Schmitz (rechts)
Umschlaggestaltung und Satz: Metzgerei Strzelecki
Printed in Germany
ISBN 3-8025-1660-5

www.vgs.de

INHALT

VORWORT

Stellen Sie sich einmal ein Kind vor, das tagaus, tagein, beim Schulsport, Treppensteigen und Schulaufgabenmachen eine zehn Kilogramm schwere Schultasche mit sich herumschleppen müsste. Solch ein Kind würde einem Leid tun, denn mit dieser Last wäre es nicht nur schneller müde als die anderen. Alles im Leben wäre für es anstrengender als für seine Altersgenossen und würde nicht mehr so viel Spaß machen – und wenn beim Schulsport Mannschaften gewählt würden, wäre dieses Kind das allerletzte, das für eine Mannschaft ausgesucht würde.
So etwas tut weh ... und ich weiß, wovon ich spreche: Ich war selbst ein dickes Kind! Ich kenne die verletzenden Hänseleien im Sportunterricht aus eigener Erfahrung – und ich weiß auch um die vielen gesundheitlich bedenklichen Auswirkungen der »paar Kilos zu viel«. Denn neben den gravierenden psychischen und sozialen Störungen, wie ein negatives Selbstbild und mangelhafte Kontakte zu Gleichaltrigen, sind auch die möglichen körperlichen Folgeerkrankungen wie Diabetes, Bluthochdruck, Fettstoffwechselstörungen und frühzeitiger Gelenkverschleiß gute Gründe dafür umzudenken, bevor es zu spät ist.

Fitter und gesünder werden: Es **ist** machbar, ich habe es auch geschafft – und was ich kann, können Sie und Ihr Kind schon lange. Heute bin ich Sportwissenschaftler, durchtrainiert und schlank – und lasse andere von meinen Erfahrungen profitieren. Bei meinen Kursen und Seminaren rund um das Thema Fitness, Ernährung und Gesundheit lege ich gesteigerten Wert auf Motivation, Praxisnähe, Realisierbarkeit und ein verständliches Programm, das von allen und immer umgesetzt werden kann. Hiermit habe ich bis jetzt langfristige Erfolge verbuchen können, und ich bin mir sicher: Auch Sie werden es schaffen!

Dass Sie mit Ihrem übergewichtigen Nachwuchs nicht alleine sind, wissen Sie bestimmt schon – aber längst schlagen auch die Kinderärzte Alarm und sprechen sogar von einer neuen Epidemie.

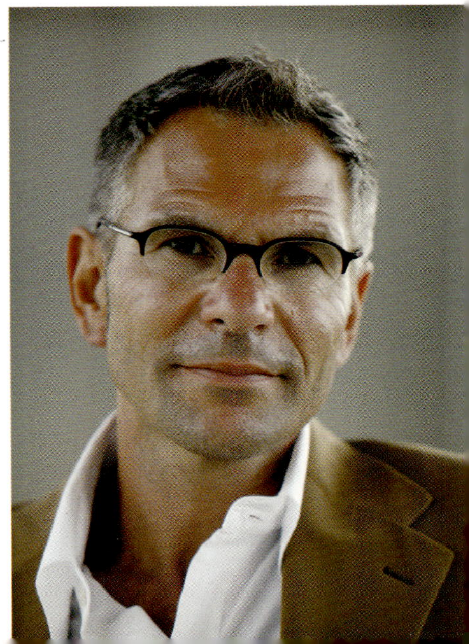

Neueste Untersuchungen belegen, dass unsere Kinder immer früher immer dicker werden. Der moderne Lebensstil wirkt sich schon auf die Kleinsten negativ aus: Unausgewogene Ernährung und mangelnde Bewegung sind schuld, dass inzwischen 22 Prozent der Kinder, d.h. jedes vierte bis fünfte Schulkind, und sogar jeder dritte Jugendliche übergewichtig ist – das sind bundesweit ca. 3 1/2 Millionen! Nahezu die Hälfte dieser Kinder sind bereits adipös, also krankhaft fettleibig. Zum Vergleich: 1975 lag der Anteil der übergewichtigen Kinder lediglich bei vier Prozent. Diese Zahlen machen es überdeutlich: Der Handlungsbedarf ist groß.

Mittlerweile hat auch das Bundesministerium für Ernährung und Gesundheit den Kampf gegen Fehlernährung und Bewegungsmangel aufgenommen und zum Schwerpunkt seiner

Arbeit gemacht – und auch die Krankenkassen sehen hierin einen zentralen Punkt im Thema Prävention, geben sie doch heute bereits rund 30 Milliarden jährlich zur Behandlung von über- und fehlernährten Patienten aus. Tendenz: steigend. Denn fest steht: Was in jungen Jahren versäumt wird, ist später kaum – oder nur mit viel Mühe und über einen langen Leidensweg – wieder gutzumachen. Im Kindesalter werden die Weichen gestellt: sowohl für die jeweiligen Bewegungsgewohnheiten als auch für das Essverhalten.

Für die Kinder, die bereits zu dick sind – und Ihres gehört sehr wahrscheinlich dazu, warum sonst hielten Sie dieses Buch in der Hand? – ist es an der Zeit, JETZT die Reißleine zu ziehen. Ein besserer Zeitpunkt kommt nämlich nicht! Ich möchte Sie, gemeinsam mit der Diplom-Oecotrophologin Kordula Werner, auf diesem Weg begleiten, motivieren und Ihnen das notwendige Rüstzeug vermitteln, das Sie brauchen, um das Leben Ihres Kindes gesünder und fitter zu gestalten.
Natürlich wurde das Thema »übergewichtige Kinder« auch längst von anderen für sich entdeckt, und immer neue Publikationen werden auf den Markt geworfen. Warum steuere ich dieser Fülle da noch ein weiteres Exemplar bei? Die Antwort besteht aus drei schlagenden Argumenten: Mein Programm ist einfach umzusetzen, praxisnah und dazu äußerst wirkungsvoll: **das 6-wöchige Bonusprogramm.**
Der Grundgedanke war: Warum soll mein Orgien-Prinzip, das bei Erwachsenen großen Erfolg hat, nicht auch bei Kindern funktionieren? Natürlich kindgerecht modifiziert, aber von einem ähnlichen Belohnungsgedanken getragen, begleite ich Sie und Ihr Kind über einen Zeitraum von sechs Wochen – lang genug, um sich mit den neuen Ernährungs- und Bewegungsverhaltensweisen anzufreunden, diese zu verinnerlichen und zur neuen Gewohnheit werden zu lassen. Sechs Wochen lang gebe ich Ihnen als Fachmann in Sachen Motivation und übergewichtige Kindheit wertvolle Tipps und Tricks an die Hand, wie Sie Ihr Kind motivieren können, das vorher festgelegte Ziel zu erreichen.

Tipps und Tricks sind zwar wichtig und richtig, entscheidend ist jedoch die Belohnung Ihres Kindes beim neuen, d.h. guten Verhalten. Und hier kommt – als tragende Säule – das **Bonusprinzip** zum Einsatz, der Motivationskick für trübe Tage, an denen sich beim Nachwuchs Frust und Überdruss einzustellen drohen. Mithilfe von Punkten, die für zusätzliche Bewegung, gesunde Ernährung und das Erreichen vorher festgelegter Ziele vergeben werden, werden Belohnungen fällig. Denn wir alle wissen: Es reicht nicht aus, die Kinder zum Wenig-Essen zu ermahnen und ihnen zu sagen, dass sie sich mehr bewegen sollen.

Unser 6-Wochen-Bonusprogramm ist gespickt mit Motivationstricks und -tipps, mit einem Lebensmittelquiz am Ende jeder Woche und vielen Informationen zum Thema Lebensmittel, durch die Ihr Kind immer mehr Eigenverantwortung für seine Ernährung übernehmen kann.

So kann es Ihnen gelingen, eine Wende im Leben Ihres Kindes herbeizuführen und es in ein gesundes Erwachsenenleben zu entlassen.

Viel Spaß und Erfolg dabei wünscht Ihnen und Ihren Kindern
Dr. Michael Despeghel-Schöne

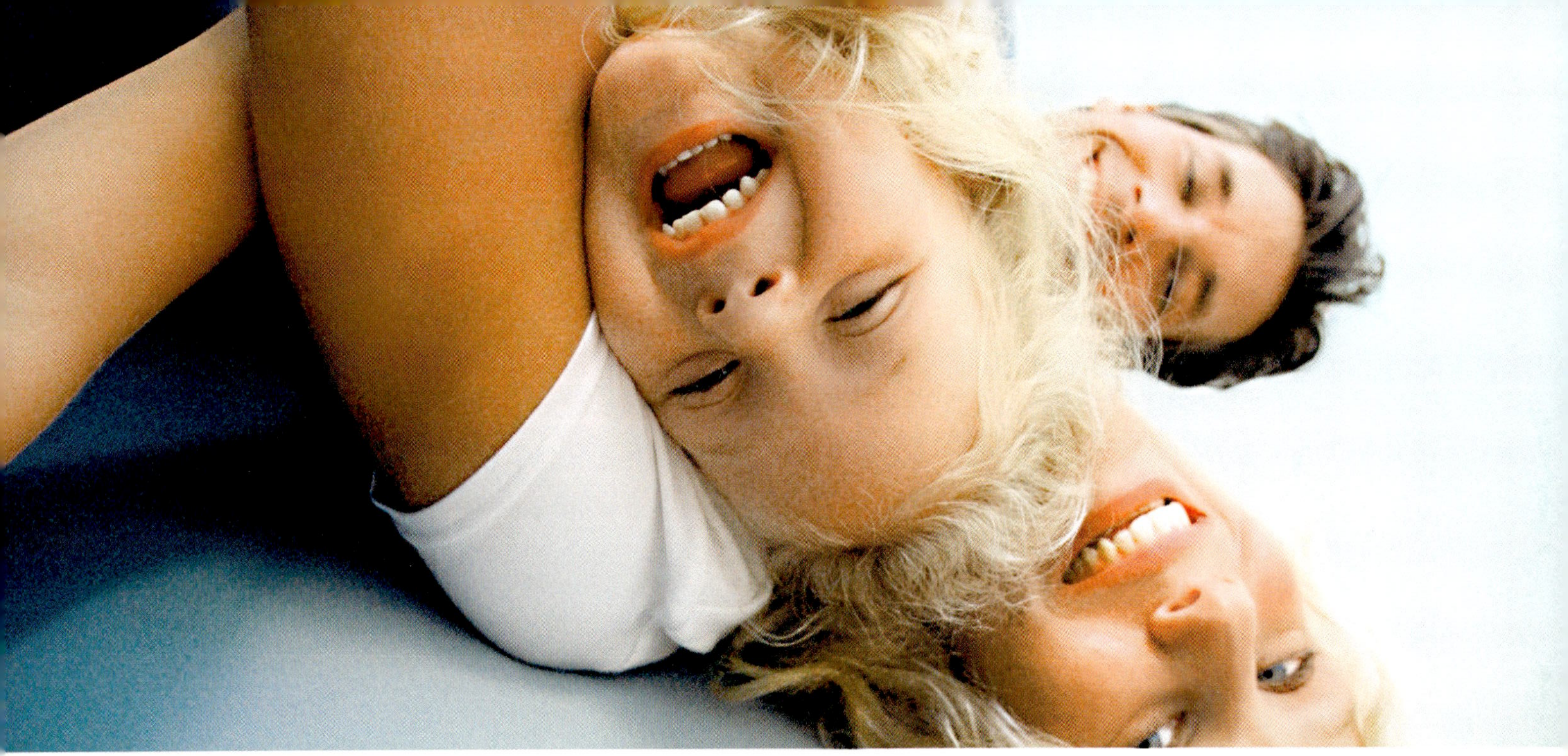

ELTERN HAFTEN FÜR IHRE KINDER

Liebe Eltern, an dieser Stelle ein deutliches Wort an Sie: Ein Kind wird meistens aus ein und denselben Gründen dick: Es wird ihm antrainiert, es ist zu wenig beaufsichtigt, es isst aus Frust. Kinder lernen ihr Ess- und Bewegungsverhalten zuerst in der Familie – und deshalb ist es an der Zeit, IHRE Verhaltensweisen einmal genauer zu betrachten. Denn die meisten übergewichtigen Kinder haben übergewichtige Eltern ... Kann es sein, dass auch Sie Ihrem Kind diesbezüglich kein Vorbild sind?

Wussten Sie eigentlich, dass Übergewicht nur in rund einem Prozent der Fälle durch hormonelle Störungen, wie etwa Schilddrüsenveränderungen oder Störungen des Nebennierenrindenhormons hervorgerufen ist? Alle anderen 99 Prozent der Übergewichtigen haben ihrem Körper daher einfach mehr Energie zugeführt, als dieser brauchte. Hier heißt es nun: UMDENKEN: Wenn Ihr Kind zu dick ist und zu träge, dann sind in erster Linie Sie gefragt. Schließlich entscheiden in den meisten Fällen Sie, ob das Wochenende vor dem Fernseher verbracht oder ein Familienausflug unternommen wird. Auch liegt es an Ihnen, was auf den Tisch kommt und wie es zubereitet wird. Und was in den Kühlschrank, dem Ursprung der gesunden oder ungesunden Ernährung, kommt, hängt zu allererst davon ab, was Sie einkaufen ...

Der große Kühlschrank-Check

Um zu ermitteln, wo nun die falschen Ernährungsgewohnheiten der Familie verborgen sind, bietet es sich für Eltern und Kinder an, erst einmal einen Kühlschrank-Check vorzunehmen: Notieren Sie zusammen mit Ihrem Kind alles, was sich im Kühlschrank befindet. Und ... notieren Sie alles ganz genau – einfach nur »Quark« ist zu wenig. Bitte schreiben Sie auch immer den Fett- und den Zuckergehalt dazu. Sie können diese Liste im weiteren Verlauf, dann, wenn Sie schon viel über Ernährung gelernt haben, einmal auswerten und zu einer Lebensmittelpyramide (siehe Seite 42) zusammenbauen. Sicher werden Sie überrascht sein, was dabei herauskommt!
Nachdem Sie nun Ihren Kühlschrank samt Tiefkühltruhe auf Herz und Nieren überprüft haben, wird Ihnen sicher schon das eine oder andere Licht aufgegangen sein – besonders dann, wenn Sie auch das Kleingedruckte auf der Packung genau unter die Lupe genommen haben. 40 % Fett und mehr auf den Käse- und Frischkäseprodukten, Sahnejoghurt, Eiscreme, Fleischsalat mit Mayonnaise, Schokolade und Kindermilchschnitten, Salami, Fertigpizza, Streichwurst und Limonaden oder Cola – ich möchte wetten, dass ziemlich viel davon gerade auf Ihrer Liste notiert wurde.

DER GROSSE KÜHLSCHRANK-CHECK

Heute, am ...., befinden sich folgende Lebensmittel in unserem Kühlschrank

SÜSSIGKEITEN WIE SCHOKOLADE, TORTE, KINDERMILCHSCHNITTE, SIRUP, VANILLESAUCE, ROTE GRÜTZE UND EIS

FETTE WIE BUTTER, MARGARINE, BUTARIS, SCHMALZ

TIERISCHE PRODUKTE WIE MILCH, QUARK, JOGHURT, KÄSE, WURST, FLEISCH, FISCH, HÜHNCHEN, MAYONNAISE, EIER

OBST UND GEMÜSE WIE KOPFSALAT, RADIESCHEN, GURKE, ESSIGGURKE, TIEFKÜHLSPINAT

GETRÄNKE WIE COLA, LIMONADE, APFELSAFT, ORANGENSAFT

FERTIGESSEN WIE TK-PIZZA, SCHLEMMERFILET

SONSTIGES WIE TOMATENMARK, RESTE VOM VORTAG

DAVON ESSE ICH BESONDERS GERN:

... und seine Konsequenzen

Selbst, wenn man kein Ernährungsexperte ist, ahnt man, dass diese Inhalte verbesserungswürdig sind. Denn – und auch hier bin ich mir sicher: Die gesunden, vitaminreichen, zucker- und fettarmen Produkte dürften zudem eindeutig in der Minderzahl sein. Aber was heißt das nun? Nichts anderes, als dass Ihnen bewusst werden sollte, dass Sie bei Ihrem Einkaufszettel weniger nach den jetzigen Lieblingsspeisen Ihres Kindes gehen sollten, sondern mehr danach, was den Abnehmwunsch nachhaltig unterstützt. Damit tun Sie Ihrem Kind einen viel größeren Gefallen als mit der weiteren Großpackung Kindermilchschnitten und Schokoküsse.

Wohlgemerkt: Es sollten nicht alle Ernährungssünden wie Süßigkeiten & Co. komplett von der Einkaufsliste gestrichen werden. Kalorienreiche Leckereien sind **in Maßen** völlig in Ordnung – nur wird Ihr Kind wahrscheinlich nicht von heute auf morgen einsehen, dass weniger mehr ist. Wenn es also am Anfang trotzdem Proteste hagelt, ist es wichtig, dass *Sie* durchhalten: Vermitteln Sie Ihrem Kind frühzeitig, dass »Geschmack« auch eine Frage der Gewohnheit ist! Und das heißt nichts anderes, als dass nach einer geraumen Zeit, die ungefähr zwölf Wochen dauert, neue, bessere Essgewohnheiten fast schon selbstverständlich sein werden. Ich sage nicht, dass das immer kinderleicht ist – aber möglich ist es.

Gehen Sie von nun an mit gutem Beispiel voran! Ihrem Kind Gemüse schmackhaft machen zu wollen und selbst am liebsten zur Schweinshaxe zu greifen, ist zum Scheitern verurteilt, und exakt genauso verhält es sich mit der Bewegung: Selbst vor dem Fernseher sitzen zu bleiben und dem Nachwuchs zu erzählen, wie wichtig Bewegung ist, ist unglaubwürdig und wenig Erfolg versprechend. Betrachten Sie dieses Buch als Chance, auch etwas für sich selbst zu tun, und machen Sie mit. Glauben Sie mir, Sie – und Ihr Kind – können dabei nur profitieren..

Wer isst was und warum?

Sämtliche Essgewohnheiten, Eigenarten und Vorlieben bezüglich des Stellenwerts, der Art, der Einnahme, der Menge, dem Grund und der Zubereitung des Essens haben ihren Ursprung in der Kindheit und zum Teil sogar schon im Säuglingsalter.

Aus drallen Babys werden glückliche Erwachsene?

Bekommt das schreiende Kind von den Eltern immer das Fläschchen, obwohl es gar keinen Hunger hat, sondern nur Aufmerksamkeit möchte, werden schon früh die Weichen gestellt, Essen als Trostpflaster, als Mittel gegen Langeweile oder Einsamkeit zu begreifen.

Was oftmals also schon im Babyalter anfängt, zieht sich in den meisten Fällen wie ein roter Faden durch die gesamte Kindheit und findet sich im Erwachsenenalter nur wenig verändert wieder. Dann zeigt sich das antrainierte Fehlverhalten gerne als Frust- oder Langeweileessen vor dem Fernseher. Wird auch bei Ihnen zu Hause die Schokolade als Trost eingesetzt oder als Belohnung, zum Beispiel für eine gute Note in der Schule? Gehören Sie zu den Eltern, die vor lauter Angst, dass das Kind zu wenig isst, ihm mehr auf den Teller häufen, als ihm gut tut und bei aufgegessenem Essen schönes Wetter versprechen? Ein Kind lernt schnell, dass sich die Stimmung der Eltern oder der Großeltern verbessert, wenn es mehr isst, als es eigentlich bräuchte, und oft werden aus diesen Kindern später Erwachsene, die niemals Nein sagen können, wenn ihnen Essen angeboten wird.

Man kann nur immer wieder betonen, dass der Zwang, den Teller leerzuessen, falsch ist und dass auch die vielen Löffelchen für Oma, Tante und weitere Familienangehörige die Weichen für ein Fehlverhalten stellen, das sich gerne an Bauch und Hüften niederschlägt. Bei solchen Ritualen verlernen Kinder, den natürlichen Signalen ihres Körpers wie Hunger und Sättigung zu folgen. Und wenn nicht aus Hunger, sondern aus ganz anderen Motiven heraus gegessen wird, dann wird fast immer mehr gegessen, als dem Körper gut tut.

»Mittagessen!«, Heißhunger und die (allzu) leise Stimme des Körpers

Auf der anderen Seite gibt es natürlich Kinder, die von sich aus einfach zu viel essen – sie haben bereits verlernt, auf ihren Körper zu hören und verstehen nicht mehr, wenn er »Satt!« ruft. Vielleicht ist das Kind aber auch schon über sich und sein Aussehen frustriert und stopft deswegen viel mehr in sich hinein, als ihm gut tut.

Sie sollten sich jedoch auch fragen, ob die Essenszeiten bei Ihnen zu starr sind und die Kinder so ein Heißhungergefühl entwickeln, das sie veranlasst, zu viel zu schnell in sich hineinzuschlingen. Statt der oftmals noch üblichen drei Mahlzeiten mit unkontrolliert vielen Naschereien zwischendurch sind **fünf kleinere Mahlzeiten** zu empfehlen. Dabei werden sowohl Heißhungerattacken und das wohl bekannte In-sich-Hineinschlingen vermieden als auch die vielen Naschereien zwischendurch minimiert.

Pommes, Hamburger und Hot Dogs – »coole« Nahrungsmittel?

Je älter die Kinder werden, desto mehr werden sie natürlich auch von ihrer Umwelt, von anderen Menschen und von der Werbung beeinflusst. Plötzlich sind manche Nahrungsmittel »cool«, seien es bestimmte Süßigkeiten, Aufstriche oder Getränke. Mit zunehmendem Taschengeld gewinnt dann auch Fast Food an Einfluss, also Hamburger und Co., gepaart mit Cola, Pommes und Milchshakes.

Längst hat diese **Fast-Food-Kultur** bisherige Sitten und Gewohnheiten über Bord geworfen und unsere Esskultur dras-

Laut Bundeszentrale für gesundheitliche Aufklärung gibt es rund 500 Diäten auf dem Markt; 75 Prozent aller Frauen haben Diäterfahrungen.
Mindestens 15 Prozent der Frauen machen ständig Diät.
Für ein Pfund Gewichtsverlust werden in Deutschland etwa 150 Euro ausgegeben, d.h. für Fitnessstudios, Light-Produkte, Diätprodukte, Appetitzügler usw.
Bedenklich ist, dass die ersten Diäterfahrungen in immer jüngeren Jahren gemacht werden.

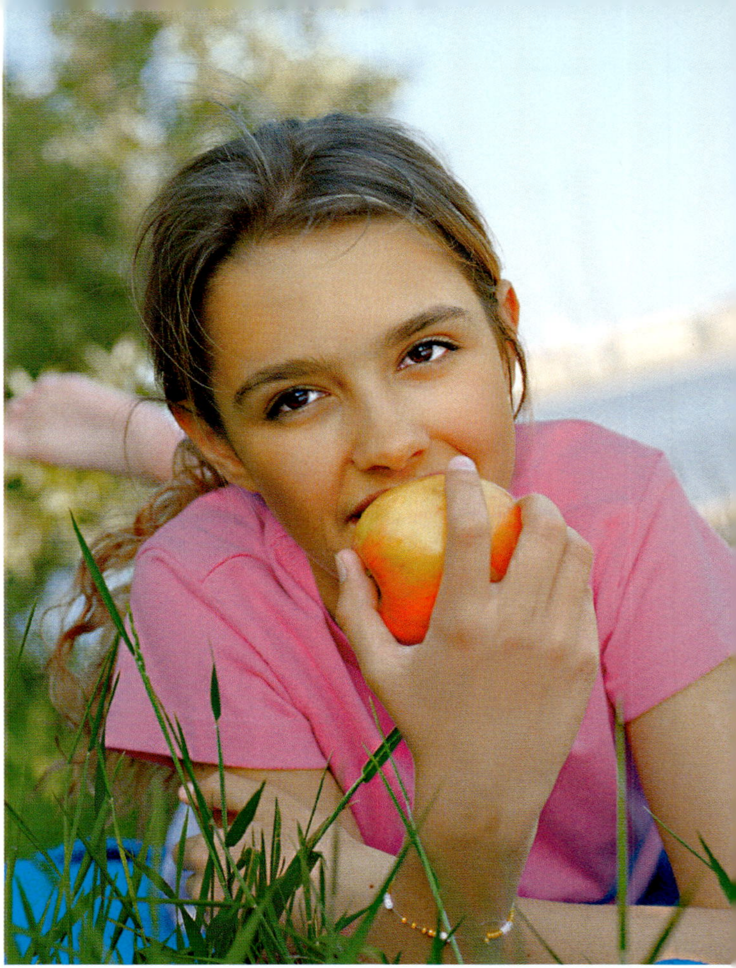

tisch verändert: Denn das schnelle Essen wird gerne zwischendurch konsumiert, ist jederzeit, billig und überall zu haben, und von bewusstem Essen oder gar von Genuss kann hier keine Rede sein. Hinzu kommt, dass die Industrie ständig die Portionen vergrößert und somit die Kalorienmenge pro Portion zunimmt. So hat ein Hamburger heute rund 100 kcal mehr als vor 20 Jahren, Pommes haben circa 70 kcal und Limonade rund 50 kcal mehr. Diese Liste ließe sich weiterführen – unsere Kinder nehmen heutzutage pro Portion immer mehr Kalorien zu sich. Und durch **XXL-Portionen** bekommen wir **XXL-Kinder.**

Sicher ist es nicht besonders einfach, einen vernünftigen Umgang mit dem Phänomen des Fast-Food-süchtigen Nachwuchses zu finden. Generelle Verbote und Taschengeldentzug helfen da wenig ... Ganz im Gegenteil: Durch den Reiz des Verbotenen wird die Attraktivität von Fast Food noch weiter erhöht. Wenn aber Ihr Kind schon etwas älter ist, legt es sicherlich auch gesteigerten Wert auf gutes Aussehen und hat Idole, denen es nacheifert: Dem Kind zu vermitteln, dass dabei zu viel Fast Food mächtig im Wege steht, müsste machbar sein; ebenso wäre der Kompromiss, nur noch alle zwei Wochen zu McDonald's zu gehen und dort eher den schlichten

Hamburger mit einer kleinen Portion Pommes statt des superfetten McRib mit Riesenpommes zu ordern, eine Möglichkeit, langfristig zu einem vernünftigen Umgang mit dieser Ernährungssünde zu gelangen. Außerdem: Dafür kann es sogar Bonuspunkte geben – und die sind ein Argument! Aber dazu später.

Kevin, allein zu Hause – auch zum Mittagessen?
Jetzt bleibt noch die Frage, ob Ihr Kind mittags alleine is(s)t, weil Sie arbeiten müssen. Leider mangelt es hierzulande an Ganztagsbetreuung, immer mehr Schulkinder müssen sich notgedrungen selbst versorgen. Wie haben Sie es bis jetzt gehalten? Wenn Sie Ihrem Kind Geld gegeben haben, damit es sich etwas zu essen kauft, sollten Sie möglichst schnell umdenken, denn wie setzen Kinder das Geld fürs Mittagsmenue ein? Sie steuern ohne große Umwege den nächsten McDonald's, Burger King oder Pizza-Hut an. Der Anteil von Fast Food wie Pizza, Pommes, Cheeseburger und Currywurst im bundesdeutschen Ernährungsspektrum wird mittlerweile auf 25 Prozent geschätzt.

Gibt es bei Ihnen wirklich überhaupt keine Möglichkeit, gemeinsam Mittagspause zu machen? Und wenn nicht: Gibt es vielleicht in der Nachbarschaft gleichgesinnte Eltern und Kinder, mit denen man sich bei der mittäglichen Versorgung des Nachwuchses abwechseln kann? Werden Sie aktiv und sprechen Sie möglicherweise Gleichgesinnte an. Vielleicht hat jemand nur darauf gewartet, dass ein anderer – Sie – einen Stein ins Rollen bringt. Wenn Sie sich allerdings keiner Schuld bewusst sind und Ihrem Kind immer etwas vorgekocht haben, ist es natürlich ziemlich interessant, sich noch einmal genauer anschauen, was Sie Ihrem Nachwuchs zum Aufwärmen in die Mikrowelle gestellt haben ...
Im weiteren Verlauf des Buches werden Sie immer mehr über Ernährung erfahren und wertvolle Tipps erhalten, wie Sie gesundheitsbewusst kochen und auch vorkochen können.

Eine einfache Wahrheit: Fettig macht fett
Gerade der hohe Fettverzehr ist problematisch, der bei Kindern in Deutschland rund 40 Prozent der Nahrungskalorien ausmacht. Da Fett pro Gramm ca. 2,3-mal mehr Energie als Kohlenhydrate (also Stärke und Zucker) oder Eiweiß hat, enthalten fettreiche Lebensmittel zwangsläufig mehr Kalorien pro Portion als fettärmere. Bei Kindern nimmt deshalb – genau wie bei Erwachsenen – die Wahrscheinlichkeit zum Übergewicht mit dem Anteil der fettreichen Nahrungsbestandteile an den verzehrten Lebensmitteln zu. Und wenn man nun das Übermaß an Zucker und die riesigen Portionen, die die Ernährungssünden komplettieren, erst einmal beiseite lässt, kann man sagen: Fett macht unsere Kinder fett.

Auf der anderen Seite bin ich jedoch gegen generelle Verbote und strikte Diäten. Bei mir ist alles erlaubt, es gibt nichts, auf was Kinder von nun an und für immer verzichten müssen.

Schon bei Erwachsenen kann ein unkontrolliertes Diäten und damit verbundene ständige Gewichtsschwankungen zu ernsten Stoffwechselstörungen führen, gefährliche Mangelernährung hervorrufen und schließlich bewirken, dass die Waage immer weiter ausschlägt. Bei Kindern bestehen diese Gefahren in noch größerem Maß und mit noch gefährlicheren und weit reichenderen Folgen. Kinder befinden sich nun einmal in der Entwicklungsphase, in der die Weichen für das ganze zukünftige Leben gestellt werden: Ein Mangel an lebensnotwendigen Stoffen kann unabsehbare Folgen haben.

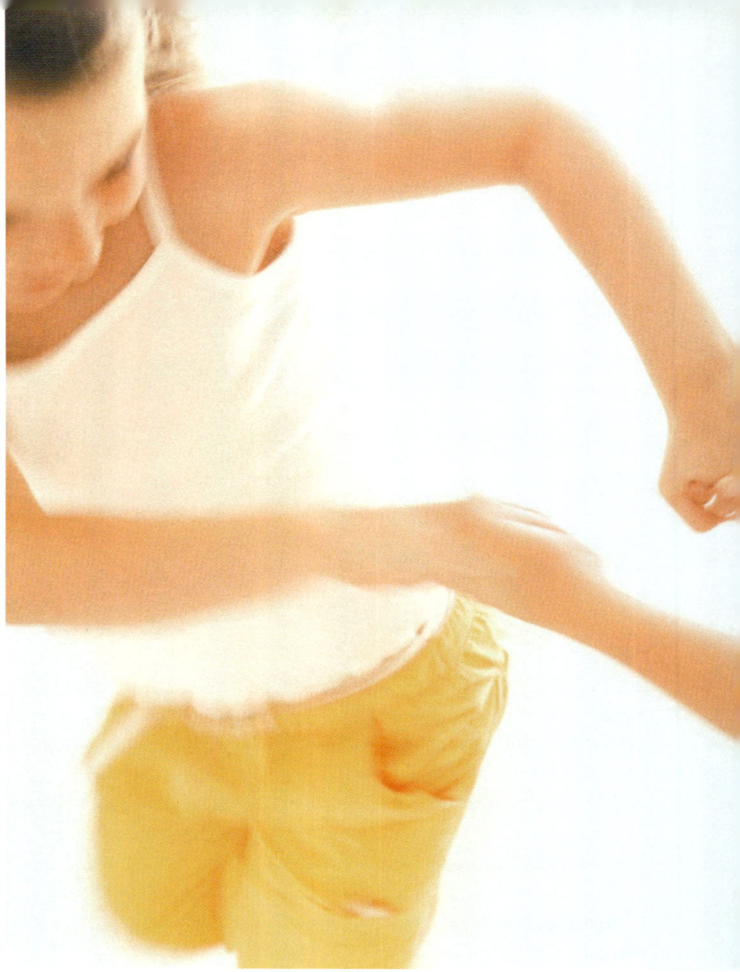

Nur die Portionsgröße und die Häufigkeit des Verzehrs sollten dem Vorhaben der Gewichtsreduktion angepasst werden. Außerdem: Fettärmer zu kochen heißt nicht, fettlos zu kochen: Das wäre sogar schädlich, da beispielsweise viele Vitamine ausschließlich in Fett löslich sind und bei rigorosem Fettverzicht, wie er bei einseitigen Diäten oft propagiert wird, nicht mehr aufgenommen werden könnten.
Lernen Sie im Folgenden die wichtigsten (weiteren) Gründe kennen, warum Sie und Ihr Kind um Diäten aller Art einen großen Bogen machen sollten.

Diäten – gefährliche Modetrends

Vielleicht haben Sie ja selbst schon einmal die eine oder andere Diät ausprobiert, in der Hoffnung, endlich ganz schnell zur Traumfigur zu gelangen? Dabei haben Sie jedoch auch sicher schnell gemerkt, dass Sie schon nach kurzer Zeit die verlorenen Kilos wieder auf den Rippen hatten. Und an die schlechte Laune während der Diät schloss sich schon – nach kurzer Euphorie – der Frust über die erneute Gewichtszunahme an. Sie wissen, wovon ich spreche? Er ist allseits bekannt: Man nennt ihn auch den **Jojo-Effekt.**

Die drei wichtigsten Gründe, warum Sie die Finger von Diäten aller Art lassen sollten

1. Risiko: Mangelernährung
Wenn dem Körper über einen längeren Zeitraum bestimmte Nährstoffe nicht zugeführt werden, führt dies zur Mangelversorgung. Der Körper ist ein komplexes System, und alle inneren Abläufe beeinflussen sich in vielfältiger Weise – daher kann eine Mangelversorgung weit reichende Konsequenzen haben, die auf den ersten Blick kaum abzusehen sind. Das gilt für Erwachsene und gerade für Kinder, denn sie haben immer wieder Wachstumsschübe, in denen eine extreme oder einseitige Diät sehr schnell zur Unterernährung führen kann.

2. Traurige Wahrheit: Das Fett bleibt sowieso auf den Hüften
Kurzfristige Diäten haben auch deshalb keinen Erfolg, weil die Fettdepots kaum angetastet werden. Anstatt Fett abzubauen wird Wasser ausgeschieden – und das ist schließlich nicht der gewünschte Effekt. Erst, wenn über einen längeren Zeitraum die Ernährung umgestellt wird, können die Fettpölsterchen zum Schmelzen gebracht werden.

3. Bitteres Fazit: nichts als Frust
Wenn es für einen Erwachsenen schon schwer genug ist, sich mit eiserner Disziplin zum bedenklichen Verzicht zu zwingen – wie schwer ist das dann erst für ein Kind ... Eigentlich ist der Rückfall schon vorprogrammiert – und selbst, wenn es die Diät durchhält: Was passiert nach all den mühsamen Tagen und Wochen der Entbehrung? Hat dann eine dauerhafte Ernährungs- und Bewegungsumstellung stattgefunden? Wohl kaum. Schon eher kommt es zu einem Überessen an den während der Diät verbotenen Lebensmitteln. Denn eines haben die Kinder während dieser Phase gelernt: Alles, was schmeckt, darf nicht gegessen werden. Und das wird dann eben danach in vollen Zügen genossen ... Dass so etwas keinen langfristigen Erfolg mit sich bringt, versteht sich von selbst. Die Kinder ändern weder ihre Ess- noch ihre Bewegungsgewohnheiten, und sie lernen auch nicht, dass gesundes, ausgewogenes Essen wunderbar schmecken kann. Die erneute Gewichtszunahme ist dann nur eine Frage der nächsten zwei Wochen – und was dann bleibt, ist der Frust bei den Eltern, bei den Kindern und womöglich das resignierte Fazit: Da kann man halt nichts machen, damit muss man sich abfinden.

Die Frage der Vererbung ...
Die Forschung hat mittlerweile nachgewiesen, dass die Vererbung beim Gewicht tatsächlich eine große Rolle spielt: Getrennt aufgewachsene, eineiige Zwillinge beispielsweise haben – trotz

unterschiedlichem sozialen Umfeld – ein ähnliches Gewicht und sogar ähnliche Vorlieben, was bestimmte Speisen angeht. Auch haben Adoptivkinder figürlich eher Ähnlichkeiten mit ihren leiblichen Eltern als mit ihren Adoptiveltern.

Aufschlussreich ist auch, dass es selbst bei Neugeborenen, die die gleiche Kalorienanzahl zu sich nehmen, bereits zu beträchtlichen Gewichtsunterschieden kommen kann. Die Babys von übergewichtigen Müttern waren laut entsprechender Untersuchungen nach einem halben Jahr – trotz gleicher Kalorienzufuhr – deutlich schwerer als die Babys von schlanken Müttern.

Mittlerweile kennt man rund 200 Gene, die die Entwicklung von Übergewicht begünstigen – was zu Zeiten der Menschheitsentwicklung von großer Wichtigkeit war. Schließlich sind die Menschen evolutionsbiologisch betrachtet nicht für das heutige Schlaraffenland aus Magnum-Eis und Schweinebraten konstruiert, sondern für häufige Hungersnöte, die es zu überleben galt.

»Wenn unsere Gene uns dick werden lassen, was soll das mit dem Abnehmen denn überhaupt?«, werden Sie sich vielleicht fragen. »Das hat doch dann alles sowieso keinen Zweck.« Aber so einfach darf man es sich eben nicht machen. – Bestimmt mag es aufgrund von genetischen Faktoren manchen Kindern schwerer fallen als anderen, schlank zu werden und zu bleiben. Aber eine Tatsache bleibt von allen erblichen Faktoren völlig unbeeinflusst:

Kinder und Jugendliche können nur dann an Gewicht zulegen, wenn die Energiebilanz positiv ist, d.h. wenn die Energiezufuhr in Form von Nahrung und Getränken den Energieverbrauch übersteigt. Ist die Energiebilanz negativ, d.h. verbraucht der Körper mehr Energie, als ihm zugeführt wird, dann greift der Körper die Fettdepots an, eine Gewichtsreduktion findet statt.

An einigen Einflussfaktoren für ungesundes Ernährungsverhalten, z.B. an der Werbung und Preispolitik, können selbst die ambitioniertesten Eltern nichts ändern. Viele andere Gründe für Fehlernährung und Übergewicht können jedoch innerhalb der Familie behoben werden. Und in der Folge erfahren Sie wie.

Ab wann spricht man von Übergewicht?

Das richtige Gewicht lässt sich bei Kindern und Jugendlichen nicht so leicht angeben wie bei Erwachsenen. Während man sich als Erwachsener sogar an der veralteten so genannten BROCA-Formel orientieren kann (Körpergröße in cm minus 100 als Richtwert, der je nach persönlichen Bedürfnissen um zehn Prozent unter- oder überschritten werden kann), ist dies bei Kindern und Jugendlichen wegen der verschiedenen Wachstumsphasen nicht so einfach.

Anders als bei Erwachsenen ist das Körpergewicht und die Körperfülle bei Kindern großen Änderungen unterworfen, und auch die Körperzusammensetzung ändert sich im Laufe der Entwicklung noch sehr stark. Deshalb ist bei Kindern und Jugendlichen die – bei Erwachsenen durchaus empfehlenswerte – Fettwaage, die den Wasser- und Muskelanteil des Körpers durch Stromwiderstand messen kann, bei Kindern eher ungeeignet.
Zur weiteren Orientierung möchte ich Ihnen im Folgenden die wichtigsten Wachstumsphasen im Kindes- und Jugendalter nennen.

Wachstumsphasen im Kinder- und Jugendalter
Die **erste Wachstumsphase** ist zugleich – in Proportion zur Gesamtgröße gesetzt – die stärkste. Sie findet unmittelbar nach der Geburt bis zum Ende des 2. Lebensjahres statt. Der so genannte Babyspeck hat hier also einen tatsächlichen und äußerst sinnvollen Grund. Die Speckröllchen sind ganz normal und werden sich bei einer gesunden Entwicklung von selbst regulieren.

Zwischen dem 4. und dem 7. Lebensjahr findet dann die **zweite große Wachstumsperiode** statt, und hier bleibt oftmals die Gewichtszunahme im Verhältnis zur Längenzunahme deutlich zurück. Die Kinder wirken dünn und schlacksig – jetzt ist die Zeit gekommen, in der die Eltern und auch oft die überbesorgten Großeltern schwere Ernährungsfehler begehen: Sie versuchen, das dünne Kind zu übermäßigem Essen zu animieren, versprechen ihm Belohnungen, wenn es brav isst, und reichen ihm gerne besonders fett- oder zuckerhaltige Lebensmittel, damit es auch ja auf eine hohe Energiezufuhr kommt. Das Kind lernt in diesem Alter, dass es der Oma eine große Freude bereitet, wenn es noch ein weiteres Stück vom Kuchen nimmt, obwohl es schon satt ist. So werden oft die Weichen dafür gestellt, dass das Kind das Gespür für seinen eigenen Hunger-Sättigungskreislauf verliert und immerzu mehr isst, als ihm gut tut.

Der **dritte Wachstumsschub** setzt dann meist um das 11. Lebensjahr ein, bei Mädchen etwas früher als bei Jungen. Und wieder bleibt die Gewichtszunahme hinter dem Längenwachstum zurück. Bisher normalgewichtige Kinder sehen dann auf einmal sehr dünn aus – und erneut sollten Eltern und Verwandte in dieser Zeit darauf aufpassen, dass sie nicht die oben beschriebenen Fehler begehen. Für übergewichtige Kinder allerdings besteht hier noch einmal die Chance, in ihr Gewicht hineinzuwachsen und – ohne abnehmen zu müssen – auf relativ einfachem Weg zu ihrem Normalgewicht zu gelangen.

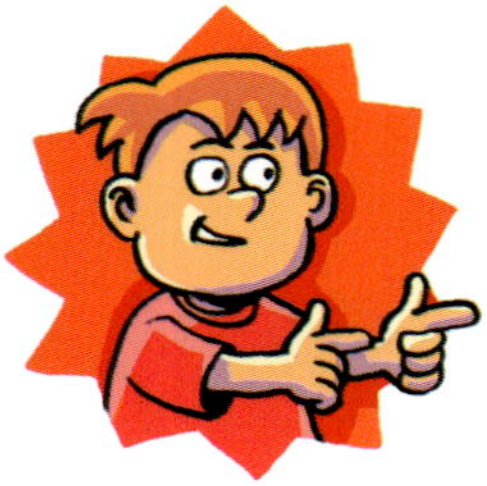

Körpergewicht nach Maß: der BMI

Damit Sie einschätzen können, wie dick Ihr Kind wirklich ist, sollten Sie zunächst den Body-Mass-Index (BMI) Ihres Kindes errechnen. Dieser setzt das Körpergewicht in Relation zur Körpergröße und berechnet sich folgendermaßen:

$$\text{BMI} = \frac{\text{Körpergewicht in kg}}{\text{Körpergröße in m x Körpergröße in m}}$$

Wenn Ihr Kind z.B. 1,50 m groß ist und 65 kg wiegt, errechnet sich der BMI folgendermaßen:
BMI = 65 : (1,5 x 1,5) = 65 : 2,25 = 28,89

Welchen BMI hat Ihr Kind?

.... (Körpergewicht in kg)

(.................... x ....) (Körpergröße in m x Körpergröße in m)

BMI = ...

Während bei Erwachsenen der BMI an sich bereits eine recht gute Einschätzung des Übergewichts erlaubt und die Grenzwerte von Übergewicht und Adipositas (also krankhafter Fett-

PERZENTILEN FÜR DEN BMI VON JUNGEN ZWISCHEN 0 UND 18 JAHREN

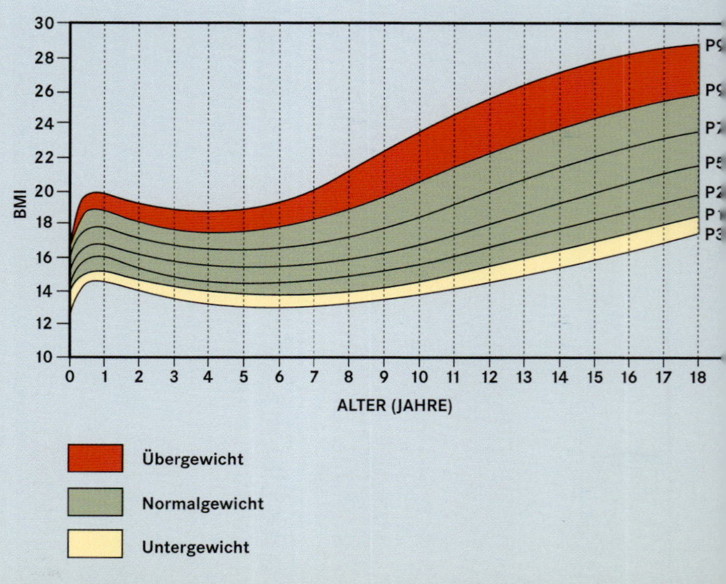

leibigkeit) von der Weltgesundheitsorganisation (WHO) als Empfehlung vorgegeben werden, ist die Auswertung des BMI bei Kindern und Jugendlichen nicht ganz so einfach. Bei Kindern muss das Alter berücksichtigt werden, denn der BMI kann aufgrund der unterschiedlich weiten biologischen Entwicklung je nach **Alter** und **Geschlecht** stark variieren. Daher wird der BMI bei Kindern und Jugendlichen mit so genannten Gewichts-Perzentilen ausgewertet – und das können Sie für Ihr Kind mithilfe der unteren Grafiken einfach selbst tun.

Ein Beispiel: Die kleine Eva ist 10 Jahre alt, 140 cm groß und wiegt 35 Kilo. Ihr BMI ist: 35: (1,4 x 1,4) = 17,86. Laut Tabelle liegt Eva damit zwischen der 50. und der 75. Perzentile und hat daher kein Übergewicht.

Liegt der entsprechende Perzentilenwert im roten Bereich, d.h. oberhalb der 90. Perzentile, ist Ihr Kind übergewichtig. Finden Sie Ihre Markierung jenseits der 97. Perzentile wieder, so hat Ihr Kind Adipositas. In diesem Fall sollten Sie für Ihr weiteres Vorgehen auf jeden Fall mit einem Arzt sprechen und sich eingehend über Möglichkeiten informieren, die dieses Buch nicht leisten kann und will, z.B. über die Teilnahme an einer Moby-Dick-Gruppe (Adresse siehe Seite 143) oder sogar über einen kurzzeitigen, stationären Aufenthalt. Ganz sicher ist jedoch, dass mit einem derartigen Übergewicht nicht zu spaßen ist. Um die Gesundheit Ihres Kindes nicht weiterhin ernsthaft zu gefährden, sollten Sie so schnell wie möglich Maßnahmen auf Grundlage ärztlicher Untersuchung und unter Zuhilfenahme des (kinder-)ärztlichen Rates einleiten.

Bevor wir uns im nächsten Kapitel mit den gravierenden Folgen von starkem Übergewicht und Adipositas beschäftigen, wollen wir uns zunächst mit dem frisch ermittelten Ergebnis auseinander setzen: Sie und Ihr Kind wissen nun, wo es mit seinem Gewicht einzuordnen ist

PERZENTILEN FÜR DEN BMI VON MÄDCHEN ZWISCHEN 0 UND 18 JAHREN

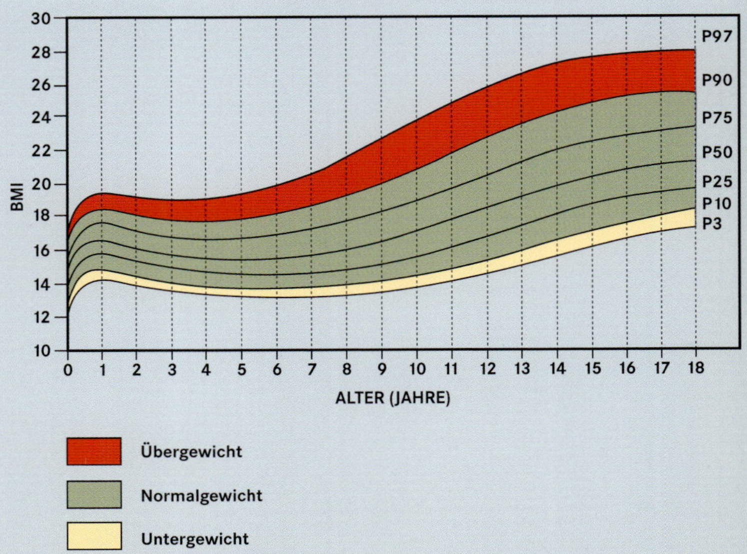

aus: OptimiX, Empfehlungen für die Ernährung von Kindern und Jugendlichen, Hrsg. vom Auswertungs- und Informationsdienst für Ernährung, Landwirtschaft und Forsten (aid) und der deutschen Gesellschaft für Ernährung [DGE], 2001

– und jetzt ist es für Sie beide an der Zeit, gemeinsam **Ziele** festzulegen, denn ohne planmäßiges und zielgerichtetes Vorgehen führt jedes Training in eine Sackgasse, vor allem bei Kindern.

Ziele setzen: Besser der Spatz in der Hand ...
Ganz wichtig ist, dass die Zielsetzung für eine Gewichtsreduktion realistisch bleibt und Sie Ihrem Kind und sich eine ausreichende Zeitspanne geben. Denn was ist demotivierender, als gesteckte Ziele nicht zu erreichen? Es bringt wirklich nichts, für die nächsten sechs Wochen eine Gewichtsreduktion von zehn Kilogramm zu veranschlagen – ein solcher »Plan« endet mit Sicherheit in Hungern, Frust, Wasser- und Muskelverlust ... und am Ende wird Ihr Kind aufgeben. Das wäre sehr verständlich!

In so einem Fall hieße es nicht nur »Ziel verfehlt«, sondern auch »am Ziel vorbeigeschossen«, denn Ihr Kind soll hier ja lernen, dauerhaft ein gesundes Essverhalten an den Tag zu legen und Freude an der Bewegung zu finden. Unser 6-Wochen-Programm kann nur ein Anfang sein und der Start in ein neues Ess- und Bewegungsverhalten. In diesen sechs Wochen also sein Zielgewicht erreichen zu wollen, kann, je nach Ist-Zustand, ein Ding der Unmöglichkeit sein. Liegt ein starkes Übergewicht vor, so kann zwar in den ersten Wochen eine relativ rasche Gewichtsreduktion eintreten, realistisch und gesund ist jedoch eine Gewichtsreduzierung von 0,5 bis 1 kg pro Woche. Das macht, auf unsere **sechs Wochen** verteilt, **3 bis 6 kg Gewichtsverlust**. Anzustreben ist eine auf Langfristigkeit angelegte Gewichtsreduzierung bei gesunder Ernährung und ausreichend Bewegung, sodass Muskeln erhalten bleiben, Fett dagegen reduziert wird. Und wie gesagt: Wenn Ihr Kind kurz vor einem Wachstumsschub steht, reicht es oft auch aus, einfach nur das Gewicht zu halten. Je nachdem, in welchem Alter sich Ihr Kind befindet, kann die Zielsetzung also ganz verschieden sein.

Wissen, wohin man will: der Vertrag

Es ist ganz wichtig, dass Sie das Ziel – Gewicht halten oder um ein gemeinsam abgestimmtes Maß reduzieren – in aller Ruhe mit Ihrem Kind besprechen und auch die einzelnen Teilziele auf dem Weg dorthin festlegen. Werden die **Teilziele** schriftlich fixiert, so ist bereits der erste Schritt getan und der Aufgabenberg erscheint nicht mehr ganz so riesig. Eine große Unterstützung bietet Ihnen hierbei der im zweiten Teil des Buches enthaltene 6-Wochen-Plan mit Trainingsplänen, Rezepten, Spielideen – und dem integrierten Bonuspunkteprogramm.

An dieser Stelle können Sie bereits einen **Vertrag** (Vorlage Seite 22) aufsetzen. Ja, Sie haben richtig gelesen: einen Vertrag aufsetzen, ganz feierlich verhandeln, mit großer Geste abschließen und in einem Wechselrahmen platzieren. Tragen Sie in den Vertrag alle angestrebten Ziele und Etappenziele ein sowie die »großen« Belohnungen, falls alles erreicht wird. Kleinere Belohnungen werden innerhalb des 6-Wochen-Programms fällig, durch unser ausgeklügeltes Bonuspunktesystem. Trennen Sie anschließend den Vertrag aus dem Buch, rahmen und hängen Sie ihn an gut sichtbarer Stelle auf. Machen Sie durch ein entsprechendes Zeremoniell Ihrem Kind deutlich, wie wichtig dieses Vorhaben ist – und sein Ehrgeiz wird es packen.

Auf die Einstellung kommt es an!

In aller Ruhe das Ziel, die Teilziele und den Zeitrahmen, in dem dies geschehen soll, zu besprechen, ist ein ganz wichtiger Baustein des Erfolgs. Am wichtigsten ist es allerdings, dass Sie Ihrem Kind klarmachen, dass Sie nicht sein Feind sind, dass Sie es jetzt nicht weniger lieb haben als mit einigen Kilos weniger. Setzen Sie sich in Ruhe mit Ihrem Kind zusammen und erklären Sie ihm, dass Sie sich um seine Gesundheit Sorgen machen und Ihnen sein Wohlbefinden am Herzen liegt.

Machen Sie ihm deutlich, dass Sie sein **Verbündeter** sind und dass Sie beide es GEMEINSAM schaffen können. Erklären Sie ihm, dass sich eine gesunde Ernährung und ein regelmäßiges Training lohnen und dass es dann in der Lage sein wird, schneller zu laufen als bisher. Vermitteln Sie ihm, dass dann das kleine Herz in seinem Körper bei Belastung weniger oft schlagen muss und so auf Dauer geschont wird.

Loben Sie Ihr Kind und erfüllen Sie ihm zuverlässig bei den positiven Verhaltensänderungen die festgelegten Wünsche. Hören Sie auf, Ihr Kind Dickerchen zu nennen oder ihm ähnliche (»Kose«-)Namen zukommen zu lassen. Das demotiviert eher als anzuspornen; ganz ähnlich wirken Vergleiche in der Art von: »Die Natalie von nebenan ist aber schön schlank. Schade, dass du nicht so bist.«

Und zum guten Schluss: Seien Sie selbst ein gutes **Vorbild**. Überprüfen Sie Ihre eigene körperliche Aktivität und Ihre Ernährungsgewohnheiten und stellen Sie sie gegebenenfalls um. Wenn die »mission possible: schlank und fit« erfolgreich sein soll, müssen Sie Ihrem Kind vorleben, wie das gehen soll. Auch hier können Sie wieder einen Vertrag aufsetzen, Ihre eigenen Ziele angeben und diesen, gemeinsam mit dem Ihres Kindes, an repräsentativer Stelle aufhängen. So wird dem Kind klar werden, dass es mit der großen Aufgabe nicht alleine dasteht, sondern mit Ihnen zusammen ein Team bilden kann.

VERTRAG

Dieses Ziel möchte ich erreichen:

In 6 Wochen möchte ich .... kg abgenommen haben!

Um das zu erreichen, werde ich mich mehr bewegen und gesündere Sachen als bisher essen.

Wenn ich in 3 Wochen noch genauso entschlossen bin wie heute, dann bekomme ich .... zur Belohnung.

Wenn ich in 6 Wochen mein Ziel erreiche, bekomme ich .... zur Belohnung.

Heute ist der ....

In 6 Wochen ist der ....

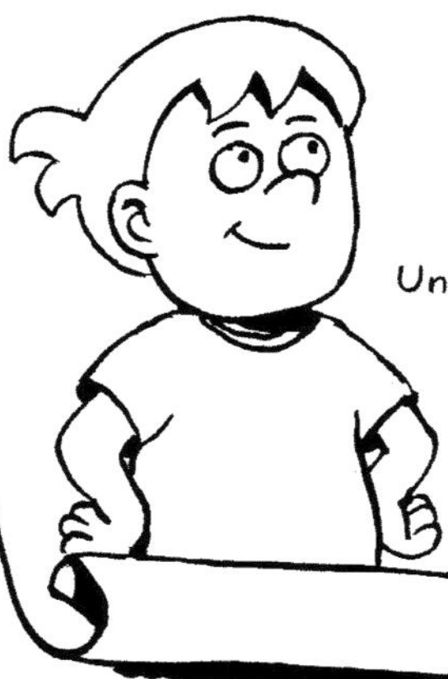

Unterschriften aller Vertragspartner

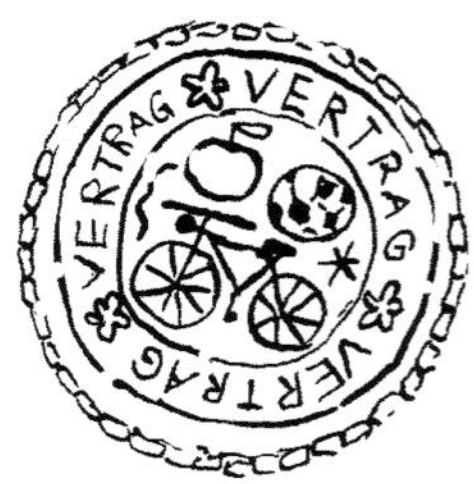

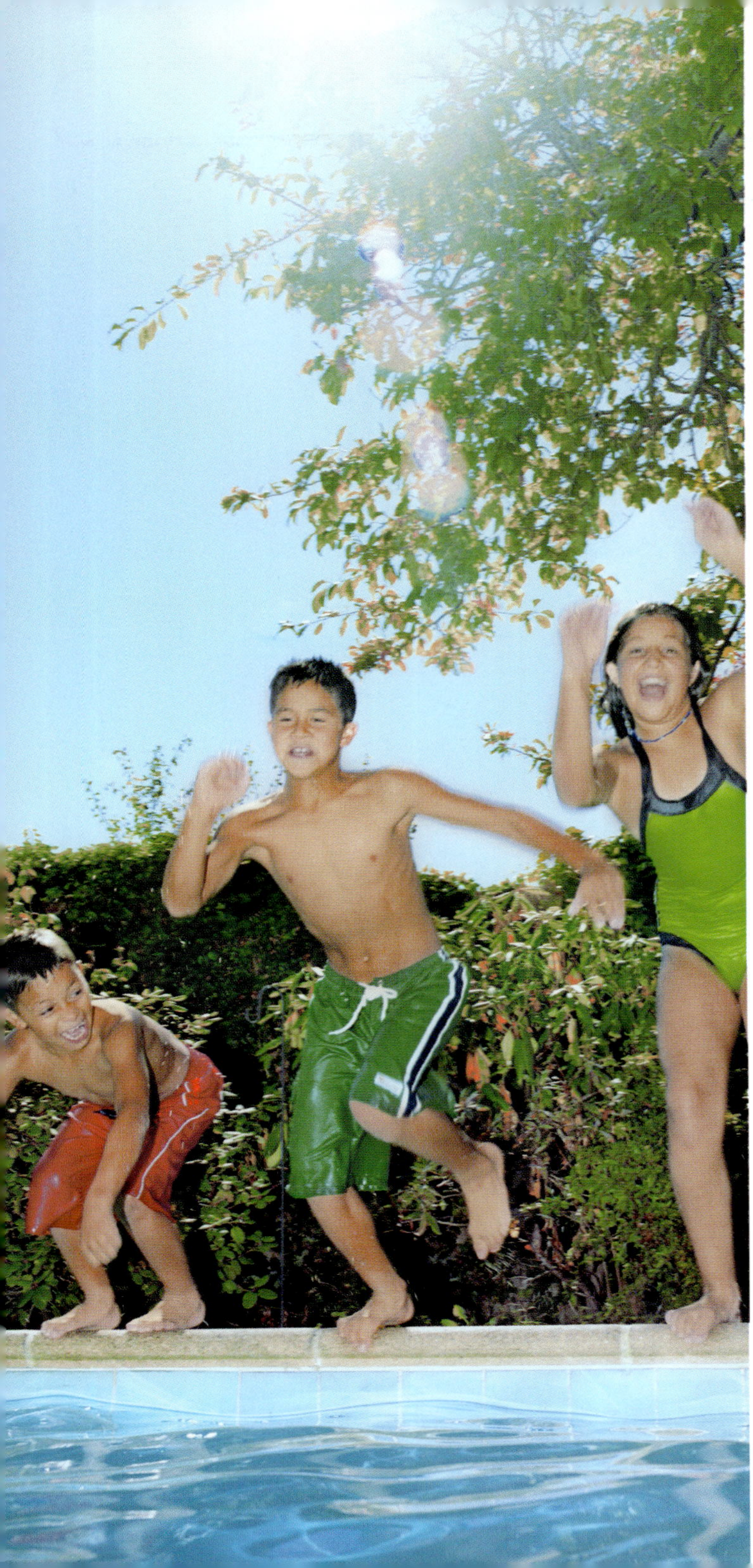

GESUNDHEIT UND FITNESS SIND REINE LEBENSQUALITÄT

Gesundheit und Fitness, Wohlbefinden und auch viele Kontakte – das alles hängt ganz eng zusammen. Denn wenn Ihr Kind gesund ist und fit, dann wird es sich wohl fühlen. Wenn es sich wohl fühlt, dann ist es auch kontaktfreudig und kann auf Menschen zugehen. All das kann man allerdings auch aufs Spiel setzen. Natürlich nicht mutwillig und mit böser Absicht – aber eben mit den immer gleichen Ernährungssünden und Bewegungsgewohnheiten, die zu wünschen übrig lassen.

Wenn Ihr Kind jetzt noch unter seinem Übergewicht leidet, dann seien Sie sicher: Das Leben Ihres Kindes kann schon ganz bald nur schöner werden! Denn Übergewicht sieht nicht nur nicht gut aus, es macht leider auch krank, und das sowohl körperlich als auch seelisch. Um Ihnen die Wichtigkeit der Umstellungen im Leben Ihres Kindes in aller Deutlichkeit vor Augen zu führen, möchte ich Ihnen die größten Gesundheitsrisiken einmal schwarz auf weiß auflisten.

Ein Ziel, das sich immer lohnt: Gesundheit

Kinder, die gesund und glücklich sind, haben es einfacher im Leben. Sie können toben und lachen, haben viele Freunde und ein gesundes Selbstbewusstsein, das ihnen erlaubt, kommende Aufgaben mit Optimismus anzugehen. Kinder, die krank und traurig sind, können einem Leid tun. Aber wie sinnlos sind erst Krankheiten, die gar nicht erst auftreten müssten? Sie und Ihr Kind haben es in der Hand, etwas dagegen zu tun! Und dass es sich lohnt, auch mal bei Wind und Wetter das Fahrrad herauszuholen und die McDonald's-Besuche drastisch zu reduzieren, dürften Ihnen die möglichen Folgeerkrankungen von Übergewicht verdeutlichen:

- psychosoziale Folgen (geringes Selbstwertgefühl)
- neurologische und psychiatrische Folgestörungen (diffuse Hirndrucksteigerung, u.a. Kopfschmerzen, Sehstörungen; Depression; Essstörungen)
- Lungen und Atemwege (nächtliche Atemstörung; Asthma)
- Herz-Kreislauf-System (Fettstoffwechselstörungen, besonders erhöhter Cholesterinspiegel; Bluthochdruck; Störung der Blutgerinnung, u.a. Thromboseneigung; chronische Entzündung der Gefäßwände; Störung des Wasser- und Mineralhaushaltes)
- Magen-Darm-Trakt (Gallensteine; Fettleber)
- Nieren (zunehmende Niereninsuffizienz wegen Diabetes)

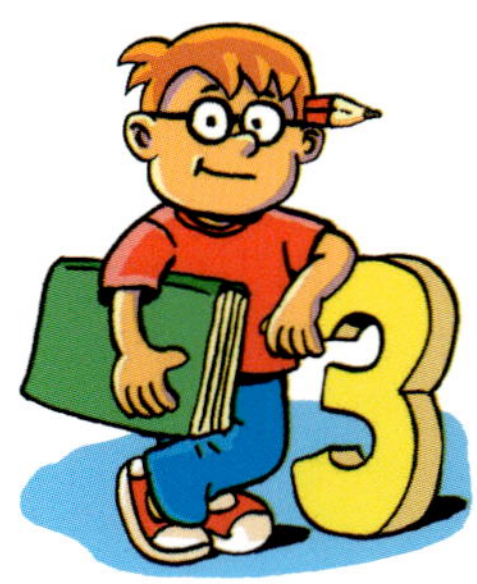

- Hormonsystem (Typ-2-Diabetes, vorzeitige Pubertät, Eierstockzysten, Verkümmerung der männlichen Geschlechtsorgane)
- Bewegungsapparat (Spreizfüße, Knick-Senkfuß, X-Beine, O-Beine; Abrutschen des Oberschenkelkopfes; vermehrt Unterarmbrüche)

Für die meisten Kinder und Jugendliche sind die ständigen Hänseleien, der auf sie einprasselnde Spott und Hohn, kurzum also die **psychischen Belastungen** einer der wichtigsten Gründe, mit der Situation und ihrem Körper unglücklich zu sein. Denn diese täglichen Demütigungen sind es, die ihr Selbstbewusstsein klein halten und immer wieder alte Wunden aufreißen. Davon einmal abgesehen: Immer mehr Kinder erkranken bereits an **typischen Altersleiden** und haben beispielsweise schon im Grundschulalter Gallensteine. Auch Senkfüße und Bluthochdruck sind, ebenso wie eine Fettleber, die bei ca. 30 Prozent der übergewichtigen Kinder anzutreffen ist, schon lange keine Seltenheit mehr.

Aber selbst wenn noch keine akuten Gesundheitsprobleme aufgetreten sind – ein Einschreiten im Kindes- und Jugendalter ist schon deshalb sinnvoll, um die im Erwachsenenalter auftretenden Spätfolgen zu verhindern und um **ein selbstbewusstes, psychisch stabiles Kind** in die Erwachsenenwelt zu entlassen.

Kein Zuckerschlecken: Diabetes

Störungen des Kohlenhydratstoffwechsels findet man leider immer öfter schon bei Kindern. Solche Störungen sind aber schlicht und ergreifend ein Vorstadium der Zuckerkrankheit: Wird nichts gegen das Übergewicht und den Bewegungsmangel unternommen, können diese Störungen in Diabetes enden. Und das tun sie immer öfter; Diabetes ist zur Volkskrankheit geworden. Über vier Millionen Bundesbürger müssen sich täglich Insulin spritzen und rund eine Million Menschen sind auf dem besten Weg dorthin. Doch was ist das überhaupt – Diabetes? Eine ernsthafte Erkrankung in zwei Variationen: Man unterscheidet den Typ-1- und den Typ-2-Diabetes.

Typ-1-Diabetes

Dieser seltenere Typ ist eine Autoimmunkrankheit; das heißt, dass der Körper das von ihm selbst produzierte und lebensnotwendige Insulin und das für seine Produktion zuständige Gewebe, die so genannten Langerhanschen Inseln der Bauchspeicheldrüse, bekämpft. Das Immunsystem reagiert so, als sei beides körperfremd, sodass die Betroffenen ab einem gewissen Stadium Insulin spritzen müssen. Zwar kann sich eine Ernährungsumstellung, wie bei allen anderen Autoimmunkrankheiten auch, positiv auf das Krankheitsbild des Typ-1-Diabetes auswirken. Dieser spielt jedoch als Gesundheitsrisiko bei Übergewicht eine nur untergeordnete Rolle.

Typ-2-Diabetes
Viel häufiger als Typ-1- tritt Typ-2-Diabetes, auch Alters- und Erwachsenendiabetes genannt, auf. Nur: So langsam passen diese Namen nicht mehr richtig, denn die Zahl der Kinder, die an dieser ursprünglichen Alterskrankheit leiden, nimmt in den letzten Jahren erschreckend zu. Ein Prozent der übergewichtigen Kinder ist bereits daran erkrankt – und das sind bei 3,5 Millionen dicker Kinder immerhin 35.000. Das jüngste von ihnen ist fünf Jahre alt! Abgesehen von der genetischen Disposition wird der Typ-2-Diabetes hauptsächlich durch drei Faktoren begünstigt:

- durch die über einen längeren Zeitraum hinweg andauernde überhöhte Zufuhr von Einfachzuckern,
- durch Übergewicht und Adipositas,
- durch Bewegungsmangel.

Da es sich hierbei *nicht* um eine Autoimmunkrankheit handelt, wird das Gewebe und das Insulin nicht wie bei Diabetes-Typ-1 bekämpft und zerstört, sondern einfach nicht erkannt. Muskeln und Organe reagieren nicht mehr in ausreichendem Maß auf das Hormon. Da der Insulinbedarf des Körpers jedoch mit der Masse steigt, gerät bei Übergewicht das Regelwerk für die Hormonproduktion völlig aus dem Ruder. Festzuhalten ist, dass über 90 Prozent der Typ-2-Diabetiker übergewichtig sind.

Bei dieser Form der Diabetes ist der Zusammenhang zwischen Bewegung, Ernährung und der Erkrankung eindeutig belegt – da kann man sich nur wundern, dass viele Menschen dieses Risiko, das so eng mit dem Übergewicht verbunden ist, ignorieren. Zur Verdeutlichung hier noch einmal eine Auflistung der möglichen Konsequenzen:

- Bei einer erwachsenen Frau verfünffacht sich bei einem BMI von 24 das Risiko, an Diabetes zu erkranken, bei einem BMI von 32 erhöht sich das Risiko für Männer gar um das 20- bis 30-fache.
- 28.000 Typ-2-Diabetiker verlieren pro Jahr ein Körperteil durch Amputation.
- 7.000 Typ-2-Diabetiker erblinden pro Jahr, da die Folgeerkrankung Mikroangiopathie zur Nähr- und Sauerstoffunterversorgung und somit zur Schädigung von Netzhaut und Sehnerv führt.
- Die Makroangiopathie führt zur Schädigung der Nierenfunktion bis hin zum vollständigen Ausfall. Ca. 4.000 Typ-2-Diabetiker werden pro Jahr Dialysepatienten.

Ein leistungsstarkes Herz-Kreislauf-System

Ein leistungsstarkes Herz-Kreislauf-System zahlt sich nicht nur im Alter aus. Auch schon in jungen Jahren steigert es Lebensfreude und Aktivität. Und nicht nur das: Gelegentlich sollte man sich vor Augen führen, dass über 50 Prozent der Menschen in Deutschland an Herz-Kreislauf-Erkrankungen sterben; damit ist dies die mit Abstand häufigste Todesursache.
Ich will Ihnen nicht unnötig (Zukunfts-)Angst machen, aber es liegt mir daran, dass Sie sich darüber bewusst werden, wie wichtig ein Umdenken für Sie und Ihr Kind ist. Denn: Auch bei Erkrankungen des Herz-Kreislauf-Systems sind (übergewichtige) Kinder auf dem Vormarsch – sie zeigen immer häufiger Anzeichen einer Arteriosklerose (Gefäßverkalkung) oder erhöhte Cholesterinwerte. Ihr Risiko, bereits vor dem 65. Lebensjahr einen Schlaganfall oder einen Herzinfarkt zu erleiden, ist fünfmal so hoch wie bei Normalgewichtigen. Das ergaben Untersuchungen chinesischer und australischer Mediziner, die im Rahmen einer Studie 82 Kinder (Durchschnittsalter: zehn Jahre, übergewichtig bis fettleibig) und den Zustand ihrer Arterien näher in Augenschein nahmen. Sie stellten fest, dass die Blutgefäße dieser Kinder ebenso viele Ablagerungen aufwiesen und ebenso unelastisch waren wie die von erwachsenen Rauchern.

Im Rahmen der oben genannten Studie setzte man die Kinder sechs Wochen lang auf Diät, ein Teil von ihnen absolvierte zusätzlich ein Trainingsprogramm. Und jetzt kommt die bemerkenswert gute Nachricht, die auch Ihrem Durchhaltevermögen einen zusätzlichen »Kick« geben müsste: Nach diesen sechs Wochen hatten alle abgenommen, die Blutfette waren gesunken und die Arterien der Kinder wieder wesentlich freier. Und noch besser waren die Resultate in der Gruppe der Kinder, die nicht nur die Ernährung umgestellt, sondern auch ein Trainingsprogramm absolviert hatten.
aus: focus.msn.de, vom 08.04.04

DIE ACHT WICHTIGSTEN FAKTOREN, DIE ARTERIOSKLEROSE BEGÜNSTIGEN

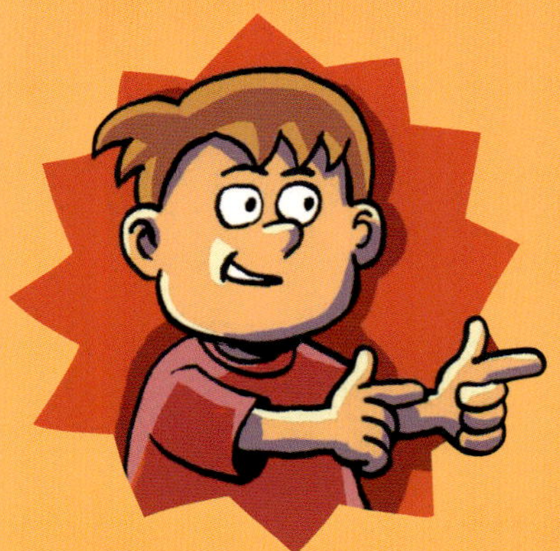

- erhöhte Cholesterinwerte
- Bluthochdruck
- Übergewicht
- Fettstoffwechselstörungen
- Bewegungsmangel
- Stress
- Diabetes
- Rauchen

Blutwerte, die gesund halten

Blut ist ein besonderer Saft – und seine Inhaltsstoffe erhalten uns am Leben, können uns selbiges aber genauso schwer machen oder gar verkürzen. Cholesterin, Gicht und Gallensteine sind hier die Stichworte, die man beim Thema »Übergewicht« immer im Auge behalten sollte ... auch in jungen Jahren.

Stichwort: Cholesterin

Über das Risiko, an Arteriosklerose zu erkranken, gibt nicht nur der Blutdruck Aufschluss, sondern auch der Blutfettanteil (Cholesterinwerte). Zu viel Cholesterin im Blut verstopft die Adern und kann im schlimmsten Fall durch Gefäßverschluss zu Herzinfarkt und Schlaganfall führen. Aber woher kommt das Cholesterin?
Man findet diesen Stoff ausschließlich in tierischen Lebensmitteln. Deshalb hängt ein erhöhter Cholesterinwert oft mit der Ernährung zusammen.
Eigentlich ist der Gesamt-Cholesterinwert im Blut wenig aufschlussreich, und alle Blutfettwerte insgesamt senken zu wollen gilt als veraltet. Interessant ist es, sich die beiden Gruppen des Gesamt-Cholesterins genauer anzusehen: LDL und HDL. Ganz einfach gesagt ist LDL das, was gesenkt werden muss, denn es fördert die Arteriosklerose; HDL ist das, was der Gesundheit zuträglich ist.

Der Verzehr von Seefisch (reich an **Omega-3-Fettsäuren**) und ein Speiseplan, der viele **einfach ungesättigte Fettsäuren** – reichlich enthalten in Oliven- und Rapsöl – zu bieten hat, ist sehr zu empfehlen; denn beide Fettsäure-Arten haben die Eigenschaft, das Arteriosklerose fördernde LDL zu senken, das wichtige HDL jedoch zu erhalten.

Nicht nur Omega-3-Fettsäuren begünstigen die Bildung von HDL, auch Laufen erhöht den Anteil des »Guten« unter den körpereigenen Fettsäuren.

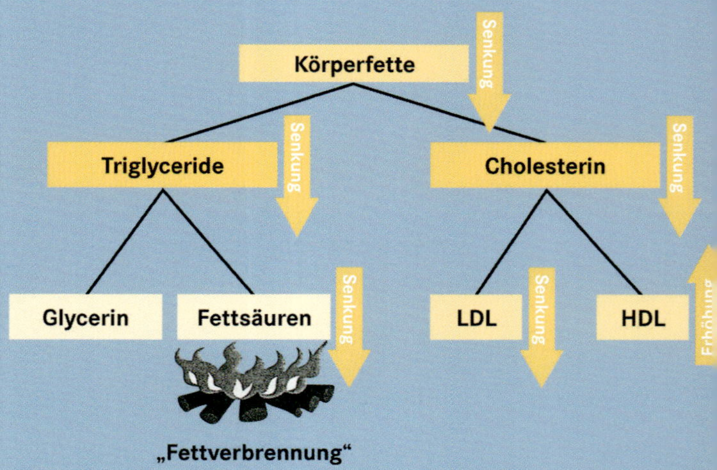

Dagegen sollten Sie besonders **erhitzte und raffinierte Fette** vermeiden, die man zuhauf in Fertigprodukten findet, in Fast-Food-Produkten sowieso und natürlich auch im Lebensmittel-Potpourri der Würstchenbude.
Mehr zu Fetten lernen Sie später: in unserer dritten Bonusprogramm-Woche ab Seite 98.

Stichwort: Gicht und Gallensteine
Gicht und Gallensteine bei Kindern? – Leider ja. Gicht– früher eine Krankheit, die als Geißel der Reichen bezeichnet wurde, wird durch eine **überhöhte Harnsäurekonzentration im Blut** hervorgerufen und in immer größeren Ausmaßen bereits bei Kindern diagnostiziert. Hierbei lagert sich die überschüssige Harnsäure in den Gelenken ab, was mit der Zeit zu äußerst schmerzhaften Bewegungseinschränkungen führt.

Auf die Frage, wie es die Gicht zu ihrem »Zweit«-Namen gebracht hat, gibt es eine einfache Erklärung: Nur Reiche konnten sich einen überzogenen Fleischkonsum leisten, der einer der Ursachen dieser Krankheit ist. Ärmere Leute, die oftmals nur einmal pro Woche zum Fleischgenuss in Form des Sonntagsbratens kamen, kannten diese Krankheit nicht.
Mittlerweile steht fest, dass die Krankheit bei einer gesunden und ausgewogenen Ernährung nicht auftritt, da dann die Harnsäure – ein Abbauprodukt des Fleischverzehrs – vollständig über den Urin ausgeschieden werden kann. Bei zu hohem Fleischkonsum ist die Niere jedoch überfordert. Die Harnsäure verbleibt dann in zu hoher Konzentration im Körper und lagert sich in der Folge in den Gelenken ab.
Auch die schmerzhaften Gallensteine sind auf dem Vormarsch: Immerhin zwei Prozent der übergewichtigen Kinder, also bundesweit ca. 70.000, leiden bereits an dieser Erkrankung, die durch erhöhte Blutfettwerte und Übergewicht entstehen kann.

Gefährlicher Cocktail: Metabolisches Syndrom
Oftmals treten viele der oben genannten Faktoren gemeinsam auf. Die Fachwelt spricht dann vom so genannten **Metabolischen Syndrom**, das bereits **bei ca. 35 Prozent der übergewichtigen Kinder** anzutreffen ist. Dieses Syndrom, bei dem häufig Bluthochdruck, Fettstoffwechselstörungen und Typ-2-Diabetes miteinander kombiniert sind, wird auch durch den Ort der Fettablagerungen begünstigt.

Wenn sich die Fettdepots hauptsächlich **im Bauchbereich** befinden, tritt das Metabolische Syndrom weit häufiger auf, als wenn die überflüssigen Pfunde gleichmäßig über den Körper verteilt sind: Die Zahlen sprechen für sich: 90 Prozent der Patienten mit Metabolischem Syn-

drom haben große Fetteinlagerungen im Taillen- und Bauchbereich.
Was bedeutet dies für das vereinbarte Abnehm-Ziel? Ganz einfach: Jede Reduktion des Gewichts wirkt sich positiv auf die Blutgerinnungsstörungen aus, *und* erhöhte Blutfettwerte werden gesenkt, *und* das Risiko von Durchblutungsstörungen wird vermindert. Das tapfere Schneiderlein könnte es nicht besser machen ...

Gelenke, die nicht schlappmachen

Sich bewegen zu können ist ein Wert, der vielen leider erst dann bewusst wird, wenn die Gelenke bereits verschlissen sind und jede Form der körperlichen Bewegung zur Qual geworden ist. Das ist mehr als schade, denn Bewegung und Fitness steigern die Lebensqualität um ein Vielfaches. Und wenn die Bewegung erst einmal zum festen Tages- und Wochenprogramm gehört, dann möchte sie niemand mehr missen. Wieso? Nun, die wichtigsten Gründe könnten lauten:

- Bewegung baut **Stress** ab – in unserer heutigen Zeit, in der vom Einzelnen immer mehr abverlangt wird, ist das ein unschätzbarer Vorteil;
- Bewegung fördert die körpereigene **Endorphin-Produktion** – das ist ein Glücksstoff, der zufrieden macht, viel zufriedener als eine Tafel Schokolade.

Die Möglichkeit der Bewegung wird durch Übergewicht nicht nur stark eingeschränkt – durch das immense Gewicht, das auf den nicht dafür ausgerichteten Knochen und Gelenken lastet, werden diese langfristig und irreparabel geschädigt. Erschreckend ist allerdings, mit welch raschem Anstieg auch schon Kinder über Gelenkschmerzen klagen und viel zu früh an dieser Alterskrankheit leiden.

Jedes Kilo zu viel ist eben eine zusätzliche Belastung der Gelenke und begünstigt deren Verschleiß. Ganz besonders die **Wirbelsäule** und die **Kniegelenke** sind davon betroffen, müssen sie doch die Hauptlast des Gewichts tragen. – Doch es gibt andere Belastungen als die des Körpers ... Kommen wir nun zu dem Punkt, der für die meisten Kinder in puncto Übergewicht an allererster Stelle stehen dürfte ...

Lebensfreude, die ansteckend ist

Mit dem Gewichtsverlust kann Ihr Kind so viel gewinnen: Spaß mit anderen, Erfolgserlebnisse beim Sport, ein gesundes Verhältnis zum eigenen Körper, für den es sich nicht (mehr) schämt. Und langfristig hängt damit noch viel mehr zusammen: Selbstbewusstsein, Vertrauen in die eigene Leistungsfähigkeit, ein Freundeskreis, der zusammenhält. Warum sollte Ihr Kind auf all das verzichten?

Stellen Sie sich einmal vor, Sie kämen morgens ins Büro, und Ihre Kollegen würden Sie mit »Hallo, fette Sau!« begrüßen. Sie würden wahrscheinlich auf der Stelle den Arbeitsplatz wechseln wollen. Ihr Kind dürfte es so oder ähnlich aber schon öfter erlebt haben. Kinder können grausam sein, und die Folgen eines solchen »Umgangs« sind gravierend. Besonders verheerend wirkt sich die nahezu unvermeidliche **Beeinträchtigung des Selbstwertgefühls** aus, und allzu oft sind lebenslange psychische Störungen wie die Neigung zur Depression, ein verzerrtes Selbstbild oder gravierende Essstörungen die Folge.

Darüber hinaus: Das **Verhältnis zum eigenen Körper** wird gestört, er wird als Feind und Gefängnis wahrgenommen, und die gesunde Selbstwahrnehmung bleibt auf der Strecke. Ihr eigener Körper wird den Kindern gleichsam fremd, auch, weil fehlender Sport und Bewegung ein Spüren und Erproben des Körpers und seiner Grenzen gar nicht mehr zulassen.

Eine Konsequenz dieser negativen körperlich-seelischen Veränderung zeigt die Wissenschaft auf: Eine Studie des Marburger Kinderpsychiaters Johannes Hebebrand ergab, dass 40 Prozent der jugendlichen Adipositas-Patienten unter Angststörungen leiden, 43 Prozent unter Depressionen und insgesamt das Selbstmord-Risiko deutlich erhöht ist.

Ein Teufelskreis entsteht

Immer mehr Kinder – und besonders die übergewichtigen – leiden heutzutage auch an **motorischen Defiziten**. So können viele von ihnen nicht mehr rückwärts laufen, nicht mehr auf einem Bein hüpfen, keinen Purzelbaum mehr schlagen und nicht mehr auf dem Schwebebalken in der Schule balancieren. Auch Klimmzüge und das früher beliebte »Auf-die-Bäume-Klettern« sind nicht mehr möglich, und selbst einfachste Übungen wie »Festhalten an der Sprossenwand« sind zu sportlichen Höchstleistungen avanciert.

Es tut sich eine Lücke auf zwischen den Kindern, die das alles noch können, sportlich-schlank ihrem Bewegungsdrang nachkommen und all den anderen, die gebannt vor dem Fernseher sitzen und ihren Körper schlichtweg von sich abspalten. Durch motorische Defizite fehlen den betroffenen Kindern wichtige körperliche Erfahrungen, die sie Vertrauen zu sich und ihrem Körper fassen lassen.

Mittlerweile gilt es als gesichert, dass diese Defizite auch die geistige und seelische Entwicklung stark beeinträchtigen, denn die körperliche, motorische, intellektuelle und soziale Entfaltung von Kindern ist untrennbar miteinander verknüpft. Gerade übergewichtige Kinder müssen daher unbedingt wieder sportliche Aktivitäten an den Tag legen, damit sie sich entfalten und entwickeln können. Gerade das aber vermeiden sie oft viel zu lange; denn die Sporthalle gilt als Ort der Demütigung.

Häufig sitzen diese Kinder im Schulsport als Letzte noch auf der Bank, wenn die Mannschaften für das nächste Spiel gewählt werden. Keiner will sie haben, sind sie doch zu langsam, zu ungeschickt und zu schnell aus der Puste. »Fette Sau«, »Fettsack«, »Babyelefant« und fieses Lachen nicht nur beim Schwimmunterricht vermiesen ihnen jede Form von körperlicher Betätigung und führen oftmals dazu, gänzlich auf Sport zu verzichten, beim Schulsport Atteste vorzuweisen und in der Freizeit noch verstärkt die Ablenkung beim Fernsehen und bei Computerspielen zu suchen.

Der Teufelskreis aus **Übergewicht – Hänseleien – Bewegungsmangel – Isolation – Frustessen – noch mehr Übergewicht** ist dann schnell hergestellt. Gerade in einer Gesellschaft, in der gesteigerter Wert auf gutes Aussehen gelegt wird, haben es dicke Kinder schwer; und besonders bei Heranwachsenden steht der Körper oft und gerne unter ängstlicher Beobachtung; nicht erst mitten in der Pubertät, sondern schon viel früher. Im Vergleich mit den Idealen aus der Popwelt, aus Modemagazinen und aus der Werbung schneiden übergewichtige Kinder und Jugendliche dann natürlich sehr schlecht ab.

Die durch alle diese Gründe bereits sehr früh einsetzenden **psychischen Verletzungen** werden mit zunehmendem Alter immer deutlicher spürbar und führen zu einer immer gravierenderen Beeinträchtigung des Selbstwertgefühls. Und je geringer das Selbstwertgefühl eines Kindes ist, desto weniger wird es sich zutrauen und umso weniger wird es wagen.

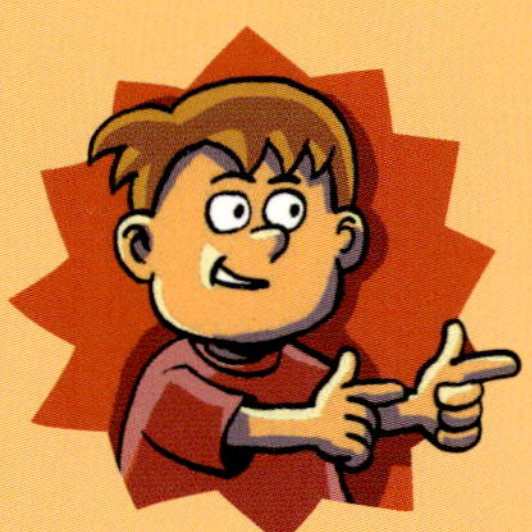

Mittlerweile dürfte klar geworden sein, dass Übergewicht nicht nur ein ästhetisches Problem, sondern leider auch die Ursache vieler Krankheiten ist. Umso mehr Gewicht hat beim Abnehmen Ihre Unterstützung – denn wie schwer ist es für Kinder und Jugendliche, die sowieso keine gute Meinung von sich selbst haben, sich zuzutrauen, etwas in ihrem Leben verbessern zu können?

Es liegt an Ihnen, Ihre Kinder darin zu bestärken, dass sie *nicht* dick bleiben müssen, dass Übergewicht *kein* Schicksal ist und dass sie Hänseleien, Spott und Hohn nicht länger ertragen müssen. Helfen Sie Ihrem Kind; es wird es Ihnen und sich selbst mit einem gesteigerten Selbstwertgefühl danken!

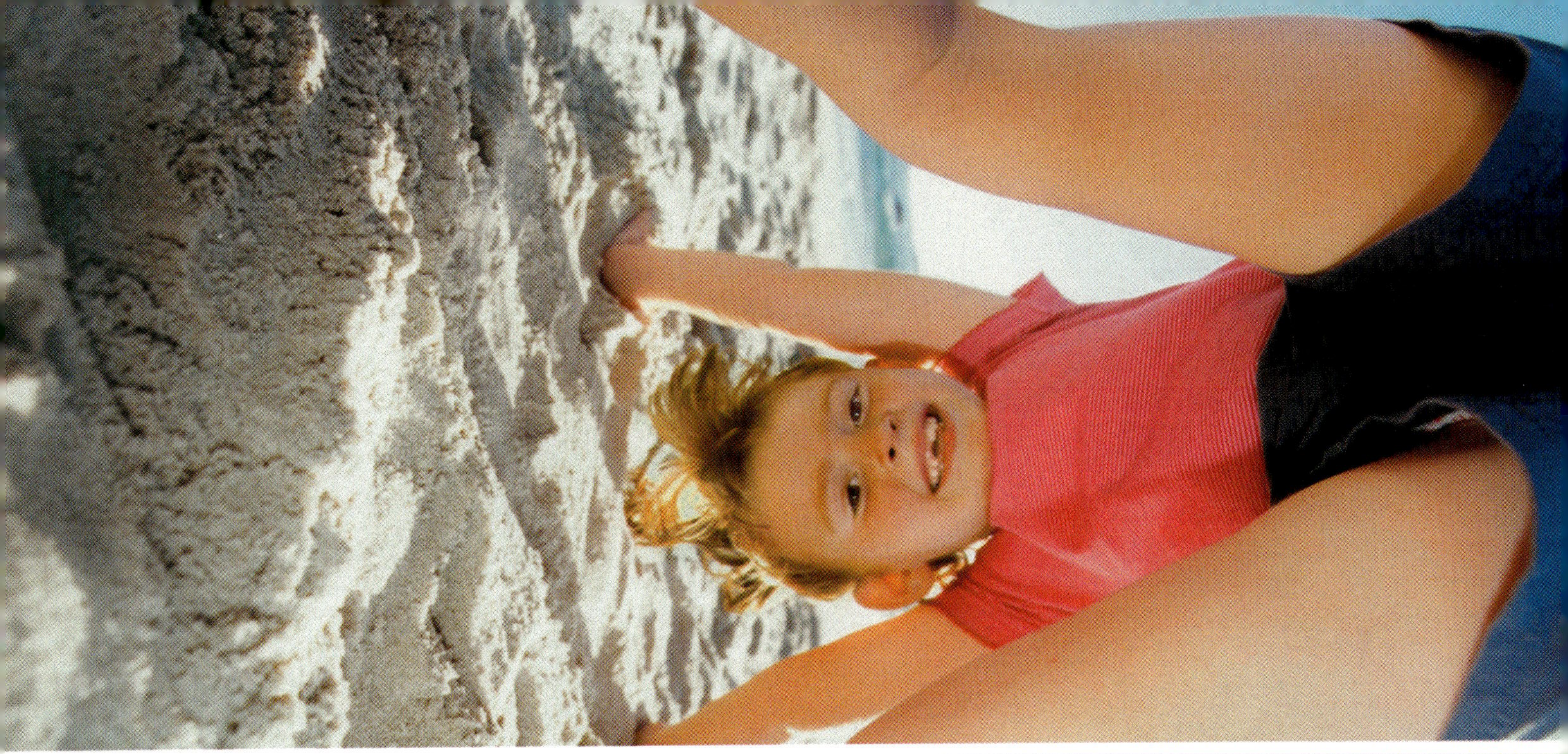

DAS BONUSPROGRAMM MIT GEHEIMPLAN ODER: WIE FUNKTIONIERT'S

Auch auf die Gefahr hin, dass ich mich wiederhole – die hier vorgestellte Strategie zum Abnehmen und Fitwerden funktioniert **nicht** über eine Diät. Es geht eben nicht darum, sechs Wochen lang möglichst wenig zu essen, um danach möglichst rasch wieder zuzunehmen. Ebenso wenig möchte ich Sie und Ihr Kind zum Kalorienzählen verpflichten. Ich bin davon überzeugt, dass es auch anders geht:
Ziel ist es vielmehr, Ihnen den Start in ein gesünderes, bewegteres, ausgewogeneres und damit glücklicheres Leben so einfach wie möglich zu gestalten. Und dabei helfen Ihnen maßgeblich die **zwei Säulen**, auf denen das Konzept beruht: der *wöchentliche* Plan mit viel Platz zum Selbsteintragen ... für den guten Überblick ... und das *Bonuspunkte-Programm*. Damit Ihr Kind auch wirklich genügend Anreiz hat, das Programm aktiv mitzumachen und mit Eifer bei der Sache zu bleiben, können über den gesamten Zeitraum hinweg **Bonuspunkte** gesammelt werden.

Die Bonuspunkte-Bilanz

Ist eine bestimmte Anzahl von Punkten zusammengekommen, kann Ihr Kind sie gegen verschiedene, vorher definierte Wünsche eintauschen. Werden jedoch die angestrebten Teilerfolge wie »In dieser Woche möchte ich eine halbe Stunde zusätzlich Radfahren« oder »In den nächsten zwei Wochen werde ich nur noch einmal zu McDonald's gehen und dort nur eine kleine Portion essen« nicht erreicht, oder wird der Wochentrainingsplan nicht eingehalten, dann gibt es Punktabzug. Außerdem gehen noch für die unten aufgeführten »Vergehen« Punkte ab.
Damit Ihr Kind – und auch Sie– einen genauen Überblick darüber haben, wie viele Bonuspunkte auf dem Konto sind und was es dafür alles gibt, sollten Sie unbedingt den Plan von Seite 36 auf einen großen, bunten **DIN-A3-Pappkarton** übertragen und ihn an gut sichtbarer Stelle aufhängen. Dieser Plan zeigt Ihrem Kind ganz klar, was es für seine Bemühungen bekommt, er

PUNKTABZUG GIBT ES BEI FOLGENDEN VERHALTENSWEISEN	
McDonald's-Besuch	minus 5 Punkte
Schokolade, 1 Rippchen	minus 1 Punkt
Cola, Limonade, Ice Tea, je 0,25-Glas	minus1 Punkt
Sahneeis, 1 Kugel	minus1 Punkt
Kuchen, 1 Stück	minus 1 Punkt
Torte, 1 Stück	minus 2 Punkte
Chips, Flips etc., je 20 Gramm	minus 1 Punkt
Currywurst mit Pommes	minus 3 Punkte
mehr als 1 Stunde TV pro Tag	minus 2 Punkte
mehr als 1 Stunde Computerspiele pro Tag	minus 2 Punkte

zeigt aber auch, ob die Motivation vielleicht gerade etwas nachgelassen hat und seine Bonuspunkte ins Minus zu rutschen drohen.
Wurde allerdings geschludert und die Trainingseinheiten nicht oder nur mangelhaft absolviert, dann kann in der darauf folgenden Woche durch zusätzliche Leistung das nachgeholt werden, was in der anderen zu wenig getan wurde. *Allerdings gilt: Das kann nur in den direkt anschließenden Tagen und maximal in der darauf kommenden Woche nachgeholt werden.* Damit soll die »Morgen, morgen, nur nicht heute«-Taktik vermieden werden, durch die zum einen keine Normalität im Bewegungsprogramm aufkommt und zum anderen gerne so lange aufgeschoben wird, bis es völlig unrealistisch ist, das nachzuholen, was versäumt wurde.

Alle Listen, vor allem die »Wunschliste«, soll für Ihr Kind und Sie nur eine Orientierung sein, die durchaus variabel ist. Hier gilt es, mit Ihrem Kind bei der Übertragung auf den DIN-A3-Bogen eine **individuelle Wunschliste** festzulegen – nur so ist auch garantiert, dass der Anreiz zur Verhaltensänderung wirklich groß genug ist, um auch mal die Zähne zusammenzubeißen, wenn an einem Tag die Currywurst mit Pommes gar nicht aus dem Kopf verschwinden mag.
Für Ihre Orientierung dürfte es wichtig sein, zu wissen, dass in guten Zeiten **pro Woche circa 60 Punkte** erreicht werden können, in sehr guten vielleicht sogar auch einmal 80. Daher müssen Sie entscheiden, was Ihr Budget hergibt und dann ganz individuell gemeinsam mit Ihrem Kind Gegenwerte zu den Bonuspunkten finden, die Sie auch wirklich erfüllen können.

Sechs Wochen für die Gesundheit: der rote Faden

Betrachten Sie diese sechs Wochen als Einstieg für eine dauerhafte Bewegungs- und Ernährungsumstellung, in denen Sie viel über gesunde Ernährung, Einkauf und Zubereitung erfahren sowie Übungen für Ihr Kind und Vorschläge für Bewegungsspiele zu zweit oder mit der gan-

▶

Stellen Sie eine individuelle Wunschliste zusammen. Bei Jungen dürften beispielsweise die Haarspangen auf wenig Begeisterung stoßen, bei vielen Mädchen der Fußball.

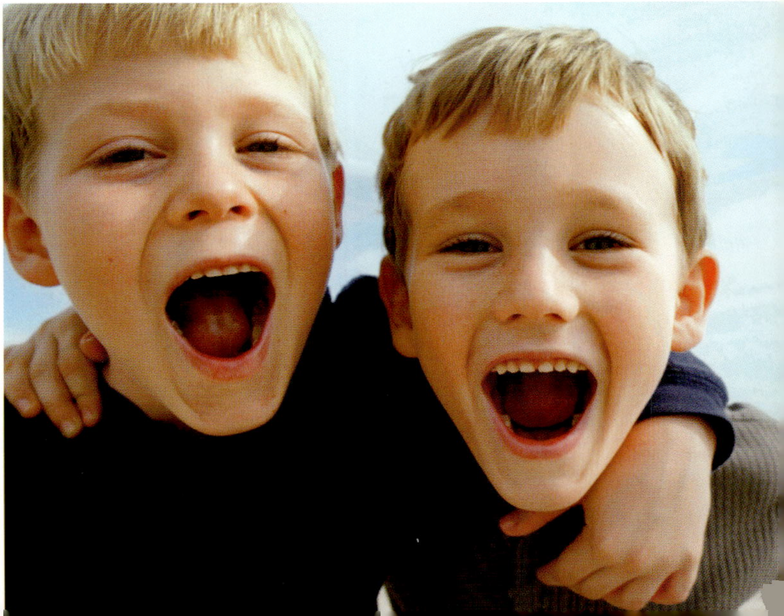

TAGE	PUNKTE HEUTE	MINUS-PUNKTE	BONUS-PUNKTE INSGESAMT
DIE 1. WOCHE			
Montag			
Dienstag			
Mittwoch			
Donnerstag			
Freitag			
Samstag			
Sonntag			
DIE 2. WOCHE			
Montag			
Dienstag			
Mittwoch			
Donnerstag			
Freitag			
Samstag			
Sonntag			
DIE 3. WOCHE			
Montag			
Dienstag			
Mittwoch			
Donnerstag			
Freitag			
Samstag			
Sonntag			

WAS KOSTET ...	Punkte
... ein neues Mäppchen oder Stifte?	20
... eine neue Haarspange?	20
... eine Packung tolle Malfarben?	25
... ein neues Buch?	30
... ein neuer Fußball?	40
... ein Erlebnisbad-Besuch?	40
... ein Kino- oder Zoobesuch?	45
... ein Spielenachmittag?	50
... ein Zirkusbesuch?	55
... ein Kirmesbesuch?	55
... ein Besuch der Kartrennbahn?	55
... ein neuer Pullover?	55
... eine neue Hose?	55
... der Besuch eines Fußballspiels?	65
... ein Besuch im Erlebnispark?	75
... die Eintrittskarte eines Popkonzerts?	90

PUNKTE WERDEN GESAMMELT DURCH ...	
... 1 Woche absolviertes Ausdauertraining	4
... zusätzliches Ausdauertraining, je 20 Minuten	4
... 1 Woche absolviertes geheimes Kraftprogramm	je nach Woche zwischen 8 und 25 Punkten möglich

PUNKTE WERDEN GESAMMELT DURCH ...	Punkte
... zusätzliches Geheimprogramm, je Übung	2
... die Treppe und nicht den Aufzug benutzt, pro Tag	1
... Kurzstrecken mit dem Fahrrad gefahren oder zu Fuß gegangen, bzw. 2 Stationen früher aus dem Bus gestiegen, pro Tag	1
... beim Kochen geholfen	1
... beim Einkaufen geholfen	1
... mindestens 4 Portionen Obst oder Gemüse am Tag	2
... 1 l ungesüßten Früchte- bzw. Kräutertee oder dünne Saftschorle pro Tag	2
... richtiges Beantworten der Ernährungsfrage der Woche	1
... Führen des Esssäckchens und Bauen der Lebensmittelpyramide, pro Woche	7
... 4 gute, d.h. ausgewogene, Lebensmittelpyramiden pro Woche	4
... 5 gute, d.h. ausgewogene, Lebensmittelpyramiden pro Woche	5
... 6 gute Lebensmittelpyramiden pro Woche	6
... 7 gute Lebensmittelpyramiden pro Woche	7
... Erreichen der festgelegten Teilziele	3
... nach 2 Wochen konstantem »Superkid-McFit-Geheimprogramm« gibt es zur Belohnung den weißen Fitnessgürtel, der außerdem 4 Punkte bringt	Fitnessgürtel, weiß + 4
... nach 4 Wochen konstantem »Superkid-McFit-Geheimprogramm« gibt es den roten Gürtel mit 6 Punkten extra	Fitnessgürtel, rot + 6
... nach Vollendung der 6 Wochen gibt es den schwarzen Gürtel, der satte 8 Punkte extra bringt!	Fitnessgürtel, schwarz +8

TAGE	PUNKTE HEUTE	MINUS-PUNKTE	BONUS-PUNKTE INSGESAMT
DIE 4. WOCHE			
Montag			
Dienstag			
Mittwoch			
Donnerstag			
Freitag			
Samstag			
Sonntag			
DIE 5. WOCHE			
Montag			
Dienstag			
Mittwoch			
Donnerstag			
Freitag			
Samstag			
Sonntag			
DIE 6. WOCHE			
Montag			
Dienstag			
Mittwoch			
Donnerstag			
Freitag			
Samstag			
Sonntag			

zen Familie lernen. Innerhalb jeweils einer Woche finden Sie einen **Wochenplan** zum Eintragen sowie **Wochenschwerpunkt-Themen** zu den Bereichen Ernährung und Bewegung. So lernen Sie Schritt für Schritt dazu und können behutsam Ernährung und Bewegungsverhalten umstellen. In jeder Woche erhalten Sie **zum Schwerpunktthema passende Rezepte** zum Ausprobieren sowie **Tipps und Tricks**, wie Sie den Nachwuchs für die jeweilige Thematik zur Eigenverantwortlichkeit erziehen.

Das können zum einen **Wissensfragen** zum jeweiligen Schwerpunktthema sein, aber auch ganz praktische Aufgaben wie etwa die, das Obst der Woche zu küren. Aber auch das **Basteln** kommt nicht zu kurz, soll doch Ihr Kind durch das tägliche Bauen der Lebensmittelpyramide spielerisch die verschiedenen Lebensmittelgruppen unterscheiden lernen und eigenverantwortlich Qualitätsunterschiede der einzelnen Lebensmittel erkennen.

Auch das zweite Standbein meines Konzepts, die Bewegung, hat Wochenschwerpunkte. Bei der Bewegung wird hier generell zwischen **Ausdauersport** und **Krafttraining** unterschieden. Beides gehört zum Geheimprogramm, wobei der Ausdauersport durch Radfahren ausgeübt werden soll, das Krafttraining mit den jeweiligen Wochenschwerpunkten wie Bauch, Rücken oder Beine durch einfache Übungen zu Hause gemacht werden kann. **»Geheimprogramm«** nenne ich mein Programm deshalb, weil Ihr Kind mit ihm ganz im Geheimen an seiner Kraft und Ausdauer feilt, fit und stark wird, um nach diesen sechs Wochen alle anderen damit zu überraschen.

Zusätzlich zu den Bonuspunkten gibt es auch noch die so genannten **Fitnessgürtel** als mögliche Belohnung. Sie werden dann vergeben, wenn das jeweilige Fitness-Wochenprogramm gewissenhaft durchgeführt wird. Nach sechs Wochen können es die kleinen Schützlinge bis zum schwarzen Fitness-Gürtel schaffen.

Was tun bei Rückschlägen, Ausrutschern und Winkelzügen?

Aber was, wenn die lieben Kleinen versuchen, mit Mauscheleien doch heimlich zu ihren Pommes mit Cheeseburger zu kommen, aber dabei vorgeben, sie kämen gerade von einer halben Stunde Extra-Radfahren zurück und hätten sich damit fünf Bonuspunkte verdient? Wenn Kinder mit so viel Raffinesse reagieren, haben sie wohl grundsätzlich die Gründe nicht verstanden, warum das Programm für sie wichtig ist – oder aber Sie sind zu streng mit ihnen umgegangen und haben zu rigoros die Verhaltensweisen Ihres Zöglings umzustellen versucht.

DIE HAUPTMOTIVATION FÜR DIE KINDER AUF EINEN BLICK

- Ein überschaubares Programm über sechs Wochen, mit vorher festgesetztem, realistischem Ziel und vielen kleinen, definierten Teilerfolgen,
- eine Eltern-Kind-Teambildung, vertraglich festgelegt,
- Belohnungen bei Teilerfolgen und beim Erreichen des angestrebten Ziels,
- das Erlernen von Eigenverantwortung durch die über die sechs Wochen verteilte Lebensmittelkunde mit den angegliederten Wissenstests und der Einbeziehung der Kinder sowohl beim Einkauf und der Speisenauswahl als auch bei der Zubereitung,
- Eltern-Kind-Spiele, durch die die Ausdauersportart versüßt wird,
- das selbstständige Sammeln von Bonuspunkten,
- das Erlangen diverser Fitness-Gürtel,
- das Fitness-Geheimprogramm, mit dessen Hilfe nach Abschluss die Klassenkameraden im Sportunterricht große Augen machen können,
- vergrößertes Selbstvertrauen durch erzielte Erfolge und damit einhergehende Zuversicht, etwas im eigenen Leben bewegen zu können,
- zu guter Letzt aber auch sehr wichtig: das Erkennen des Problemfelds.

Konsequenz ist für niemanden so ganz einfach – auch für Ihr Kind nicht. Da hilft nur Geduld und gutes Zureden. Geben Sie Ihrem Kind Zeit, sich an die neue Situation zu gewöhnen und fallen Sie nicht in alte Gewohnheiten zurück.
Ein weiterer Grund für Winkelzüge kann aber auch sein, dass Ihr Kind schlichtweg überfordert ist. Wenn es beispielsweise bereits adipös ist, kann es das hier vorgeschlagene Bewegungsprogramm, das auf ein gemäßigtes Übergewicht ausgelegt ist, eventuell so gar nicht bewältigen – dann muss die angegebene Wiederholungszahl der Übungen minimiert werden. Und wenn Ihr Kind mehrmals die Woche den fetten Versuchungen von Imbissbude, McDonald's oder Pizza-Hut nicht widerstehen konnte, ist vielleicht auch schon der wöchentlich einmalige Besuch bei McDonald's ein großer Erfolg und einen Bonuspunkt wert.

Sie kennen Ihr Kind am besten. Um sich jedoch über den Status quo ein genaues Bild machen zu können, finden Sie auf Seite 47 den Ernährungs- und Bewegungskontrollplan, durch den Sie, gemeinsam mit Ihrem Kind, exakt die bisherigen Bewegungs- und Ernährungsgewohnheiten feststellen, und – in der Folge – die Ziele, Teilziele und die Vergabe von Bonuspunkten bzw. Punktabzug realistisch festlegen können.

Generell gilt zudem: Bei Rückschlägen und bei kleinen Ausrutschern sollten Sie lieber beide Augen zudrücken, als zu schnell zu ermahnen. Versuchen Sie, so oft wie möglich durch **positives Feedback, durch Lob und Anerkennung** Ihr Kind bei der Stange zu halten. Erklären Sie sich mit ihm solidarisch, sprechen Sie mit ihm vielleicht auch über Ihre Schwächen und Probleme mit der Ernährungsumstellung und zeigen Sie ihm so, dass es mit der Aufgabe nicht alleine dasteht und in Ihnen einen Verbündeten hat.

Deshalb gilt auch: **Sparen Sie beim Punktabzug!** Viel besser ist es, die Kinder zu motivieren, mit gutem Beispiel voranzugehen und mit Vorschlägen Ihre Kinder vom Gameboy oder der Daily Soap wegzulocken. Und falls Sie sich dadurch gestresst fühlen: Sagen Sie sich immer wieder, dass es für eine gesunde seelische und körperliche Entwicklung Ihres Kindes keine Alternative gibt. Und außerdem: Fühlt sich Ihr Kind wieder wohl in seiner Haut und ist durch die Gewichtsreduktion und die sportliche Aktivität sein Selbstbewusstsein gestiegen, dann wird es mit Sicherheit auch wieder gerne soziale Kontakte knüpfen, sich zum Spielen treffen oder in den Turn- oder Fußballverein gehen wollen – und für Sie bedeutet das, dass dann wieder ruhigere Zeiten anbrechen!
Also: Halten Sie durch.

VORAB: ALLES WISSENSWERTE ZUM THEMA ERNÄHRUNG

In den letzten Jahren haben sich Ernährungs- und Essgewohnheiten in unserer Gesellschaft rapide geändert. Zum einen sind die gemeinsamen Essenszeiten rar geworden – immer öfter wird außer Haus gegessen, zum anderen wird immer seltener gekocht und stattdessen auf Fertigprodukte und Fast Food zurückgegriffen. Diese Art der »schnellen Küche« macht mittlerweile bereits 25 Prozent unserer Ernährung aus. Ist es da verwunderlich, dass der durchschnittliche Essensalltag eines Grundschülers folgendermaßen aussieht ...?

- *Morgens*: eine Tasse Kakao und ein Brötchen aus Auszugsmehl mit Butter und Marmelade bzw. Nutella
- *In der großen Pause:* ein Salami- oder Käsebrot mit Butter – oder das Kind holt sich ein Schokokuss-Brötchen. Zu trinken gibt es entweder Cola, Limonade oder Vanille-Trinkmilch.
- *Mittags* dann, wenn sich das Kind selbst versorgt, kommt gerne Fast Food in Form von Pommes und Hamburger/Cheeseburger/TS Royal hinzu, danach gibt es noch einen Erd-

beershake oder ein großes, fettiges Pizzastück. Isst es zu Hause, kommen oft Würstchen oder Schnitzel mit Pommes oder Bratkartoffeln auf den Tisch. Zum Dessert einen Schokopudding und zum Trinken zwei Gläser Apfelsaft.

- *Nachmittags*: zwischendurch Schokolade, Eis mit Sahne oder Currywurst mit Pommes
- *Zum Abendessen*: belegte Butterbrote mit Salami, Käse oder Fleischwurst und noch mal zwei Gläser Apfelsaft
- *Abends nebenbei*: Chips, Erdnüsschen und Limonade

Was denken Sie, wenn Sie das lesen? Vielleicht: Eigentlich ist es klar, dass so ein Kind übergewichtig wird und unter einer erhöhten Konzentration von Harnsäure im Blut leidet ... Eigentlich ist es ebenso klar, dass so ein Tag träge und schlapp macht ... Und: Dass immer mehr Kinder unter Vitamin- und Vitalstoffmangel leiden, wundert einen auch nicht mehr, oder?
Oftmals jedoch haben sich die familiären Ernährungsgewohnheiten so eingeschlichen, dass man gar nicht mehr bewusst wahrnimmt, was z.B. zwischendurch alles gegessen wird. Um Ihnen, aber vor allem Ihren Kindern, bewusst zu machen, was innerhalb eines Tages so im Bauch landet und was davon gesund und gut und was es zu meiden gilt, hat Kordula Werner sich das **Esssäckchen** (siehe Seite 46 ff.) ausgedacht.

In diesem Säckchen landet alles, was im Laufe eines Tages gegessen wird, es symbolisiert den Magen. Am Ende eines jeden Tages wird das Säckchen ausgeleert und daraus eine Lebensmittelpyramide (siehe Seite 51) gebaut. Wenn Sie letzte Woche so eine Pyramide hätten erstellen müssen – wetten, dass sie wenig Ähnlichkeit mit den Exemplaren aus Gizé gehabt hätte? Ganz sicher wäre sie oben, dort, wo die Süßigkeiten und die Fette beheimatet sind, viel zu breit und unten, dort wo Obst und Gemüse steht, viel zu schmal.

Der große Vorteil dieses Spiels mit den eigenen Essgewohnheiten ist, dass sich Ihr Kind bildlich und spielerisch eine Kontrolle über seinen Lebensmittelverzehr aneignet und seinen Blick für das schärfen kann, was so alles an Gesundem und Ungesundem in seinem Bauch landet. Und mit dem Lebensmittelsäckchen bekommen auch Sie einen besseren Überblick. Wird das Esssäckchen und das Pyramidenbauen während unseres Bonusprogramms kontinuierlich beibehalten, entwickelt sich in dieser Zeit von ganz alleine ein schärferer Blick. Danach wissen Sie und Ihr Kind schon ziemlich gut, wo die persönlichen Ernährungsfallen liegen, und in der Zukunft reicht es aus, einmal pro Woche das Esssäckchen zu füllen.

Was ist ausgewogene Ernährung?

Ausgewogene Ernährung hat Pyramidenform ... Die Lebensmittelpyramide zeigt anschaulich, wie sich eine solch ausgewogene Ernährung – ob bei Kindern, Jugendlichen oder Erwachsenen – zusammensetzt.

ROT HEISST NATÜRLICH: STOPP! NUR WENIG! DAZU GEHÖREN:

- **fette Lebensmittel** wie Chips, Erdnüsse, Käse ab 40 % Fett, Salami, Bratkartoffeln und Fast Food wie Pommes, Cheeseburger und Pizza;
- **Süßigkeiten** wie Schokolade, Torte, Eis, Kuchen, Marmeladen, Nutella, Honig, Bonbons;
- **zuckerhaltige Getränke** wie unverdünnte Fruchtsäfte (also Apfelsaft und Traubensaft pur), Cola, Limonaden und Eistee.

GELB HEISST: AUFGEPASST! ZU VIEL IST UNGESUND! DAZU GEHÖREN:

- **Milch** und **Milchprodukte** sowie **Fleisch, Fisch** und **Eier** – also alle **tierischen Produkte**. Dabei ist zu beachten: fettarme Produkte wählen, d.h. Milch und Joghurt mit 1,5 % Fett, fettarme Wurst- und Käsesorten wählen, Fisch am besten dünsten, Geflügelfleisch ohne Haut;
- **zu meiden** sind stark fetthaltige Panaden.

GRÜN BEDEUTET: DAVON MÖGLICHST VIEL ZU SICH NEHMEN. DAZU GEHÖREN:

- **kalorienarme Getränke** wie stark verdünnte Fruchtsäfte, un- oder schwach gesüßte Kräuter- und Früchtetees, Wasser;
- **Brot, Getreide** und **Beilagen**, wie Reis, Nudeln oder Kartoffeln;
- **Gemüse** und **Obst**.
- **Zu meiden** sind in dieser Kategorie übermäßig viele Weißmehlprodukte wie helle Nudeln, geschälter weißer Reis, helle Brötchen, Toastbrot. Zu bevorzugen sind Produkte aus vollem Korn, sowohl beim Brot als auch bei den Nudeln, Reis und Frühstücksflocken.

DIE LEBENSMITTEL-PYRAMIDE

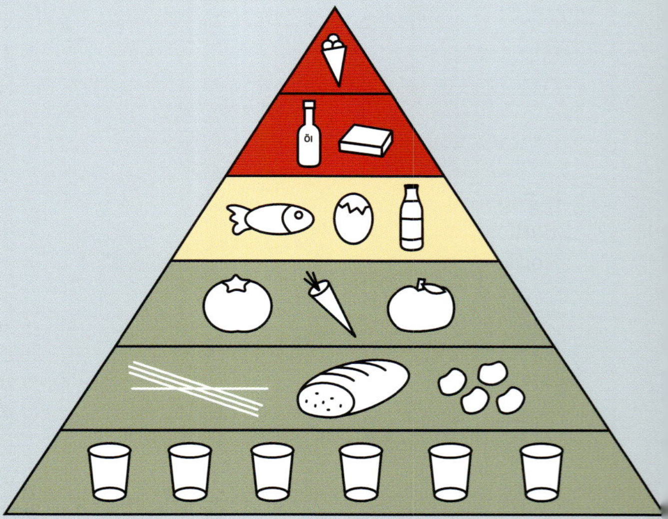

Zunächst einmal werden Lebensmittel in sechs Gruppen zusammengefasst, nämlich:

- Getränke
- Brot, Getreide und Beilagen (also Reis, Kartoffeln, Nudeln)
- Gemüse und Obst
- tierische Lebensmittel wie Milch, Milchprodukte, Fleisch, Eier, Käse
- Fette und Öle
- Süßes und Fettes

Wie schnell ersichtlich wird, sind alle Lebensmittel erlaubt und keines wird rigoros vom Speiseplan genommen – lediglich die Gewichtung ist festgelegt. Die verschiedenen Gruppen sollen von nun an in anderen Mengen und Anteilen als bisher konsumiert werden. Die richtige Gewichtung zeigt sich in der Pyramidenform (siehe Seite 42) und wird zusätzlich durch die Ampelfarben verdeutlicht.
Sicher werden Sie sich fragen, welche **Mengen** an Lebensmitteln Ihr Kind in dieser gesunden und ausgewogenen Zusammensetzung zu sich nehmen kann. Dazu unten und auf Seite 44 einige Richtwerte und Erläuterungen. Beachten Sie aber dabei: Es sind wirklich nur Richtwerte, die sich an einer jeweiligen Durchschnittsgröße und einem durchschnittlichen Bewegungsdrang der Kinder orientieren!
Ich weiß, diese Grammangaben sind erst einmal lästig, aber um sich überhaupt einen ersten Überblick zu verschaffen, äußerst geeignet. Machen Sie sich klar, dass das kein Zustand ist, der für alle Zeit beibehalten wird. Es ist ein zeitlich begrenzter Mehraufwand, der sich langfristig für Sie und Ihr Kind auszahlen wird.

Weniger abstrakt bedeuten die Grammzahlen der Tabelle auf Seite 44 für Kinder in Kombination mit der Lebensmittelpyramide Folgendes:

Als Faustregel für die Portionen gilt:
1 Portion Getränk = 1 Glas
1 Portion Brot = 1 Scheibe
1 Portion Beilagen = 1/2 Kinderteller
1 Portion Gemüse/Obst = eine Kinderhand voll bzw. 100 ml Fruchtsaft (ohne Zuckerzusatz)
1 Portion Milchprodukt = 1 Glas Milch, 1 Becher Joghurt, 1 Scheibe Käse
1 Portion Fleisch/Fisch = so groß wie eine halbe Kinderhand
1 Portion Ei = 1 Stück
1 Portion Streichfett/Öl = 1 - 1,5 Esslöffel

ALTERSGERECHTE LEBENSMITTELVERZEHRMENGEN

	7-9 JAHRE	10-12 JAHRE	13-14 JAHRE, WEIBLICH	13-14 JAHRE, MÄNNLICH
Getränke (ml pro Tag)	900	1000	1200	1300
Brot, Getreideflocken (g pro Tag)	200	250	250	300
Kartoffeln, Nudeln, Reis, Getreide gekocht (g pro Tag)	150	180	200	250
Gemüse/Obst (g pro Tag)	220	250	je 260	je 300
Milch, Milchprodukte (ml pro Tag)	400	420	425	450
Fleisch, Wurst (g pro Tag)	50	60	65	75
Eier (Stück pro Woche)	2	2-3	2-3	2-3
Fisch (g pro Woche)	150	180	200	200
Öl, Butter, Margarine (g pro Tag)	30	35	35	40
Süßes (g pro Tag)	50	60	60	75
Fettes (g pro Tag)	10	15	15	20

(aus: FKE, Forschungsinstitut für Kinderernährung, Dortmund)

WENIGER ABSTRAKT BEDEUTEN DIE GRAMMZAHLEN DER TABELLE FÜR KINDER IN KOMBINATION MIT DER LEBENSMITTELPYRAMIDE FOLGENDES:

Genieße höchstens	1 Portion	fette Snacks oder Süßes (z.B. Chips oder Schokolade, Kuchen, Gummibärchen)
Verwende sparsam	2 Portionen	Zubereitungs- und Streichfett
Genieße maßvoll	3 Portionen Milch- und Milchprodukte und 1 Portion Fleisch	Milch, Milchprodukte, Fleisch, Fisch, Ei, Wurst/Aufschnitt
Iss dich satt an	4 Portionen	Obst, Gemüse, Salat und Rohkost
Iss dich satt an	5 Portionen	Brot, Beilagen, Getreide
Lösche Durst mit	6 Portionen	zuckerarmen Getränken

1 Portion Süßes oder fetter Snack = 1 Stück Süßes (also 1 Hanuta, 1 Kindermilchschnitte, 1 Yes-Riegel, 1 Kinderhand voll Bonbons), 1 Kinderhand voll Chips

Innerhalb einer Woche sollten Sie darauf achten, dass ....

- mindestens 1-2 x Fisch auf den Tisch kommt
- höchstens 3 x Fleisch und Wurst
- ungefähr 2-3 x Eier
- mindestens 1 Portion Hülsenfrüchte (1 Portion sind ca. 60 g roh)

Das Ernährungs- und Bewegungsprotokoll als Vorbereitung

Bevor Ihr Kind und Sie zum 6-Wochen-Plan antreten, ist es von großer Wichtigkeit, dass Sie **die Woche davor** gewissenhaft unser Ernährungs- und Bewegungsprotokoll führen. Hier halten Sie und Ihr Kind genau fest, was während eines Tages an Essen und Trinken auf dem Speiseplan stand und in welcher Art und Weise Ihr Kind über den Tag hindurch körperlich aktiv war.

Das brauchen Sie ...

Kopieren Sie sich die Vorlage, die Sie auf Seite 47 finden, für jeden Tag der Woche, also 7-mal, und hängen Sie den jeweils aktuellen Vordruck in die Küche, an den Kühlschrank oder an ein »schwarzes Brett«, sodass er jederzeit griffbereit ist. Das ist wichtig, denn alles, was nicht direkt notiert wird, wird gerne und schnell vergessen. Natürlich nimmt Ihr Kind das Protokoll nicht mit zur Schule – umso wichtiger ist es, dass Sie nach Schulschluss mit ihm genau nachverfolgen, was es zu sich genommen hat. Dabei sollte das besondere Augenmerk darauf gerichtet sein, was **zusätzlich** zum Pausenbrot so alles vertilgt wurde ...

Oftmals sind es nämlich gerade diese Nahrungsmittel, die auf lange Sicht dick und rund machen. 500 Kalorien haben Kinder durch solche »Nebenbei-Speisen« schnell zu sich genommen, 500 Kalorien täglich mehr bedeuten jedoch – bei gleich bleibender Bewegung – pro Woche eine Gewichtszunahme von ungefähr 0,5 kg! Sie sehen also, wie wichtig das gewissenhafte Ausfüllen des Protokolls ist. Nur so sehen Sie und Ihr Kind, wo am dringendsten oder auch am einfachsten eine Änderung erfolgen soll und kann.

Deshalb ist es aber auch wichtig, dass in der protokollierten Woche **alles** so abläuft wie sonst auch und dass wirklich alles notiert wird: Nur so können Ernährungsfehler aufgedeckt werden. Neben den verzehrten Lebensmitteln notieren Sie auch die tägliche »Bewegungsmenge«, die bei fast allen übergewichtigen Kindern äußerst gering ausfallen dürfte.

Nach dieser Woche der Dokumentation können Sie nun schwarz auf weiß sehen, was ernährungs- und bewegungstechnisch eigentlich alles im Argen liegt – und wo eventuell recht leicht Verbesserungen möglich sind. Die **Ernährungssünden** können dabei in den einzelnen Familien sehr unterschiedlich sein und vom täglichen Kuchenessen am Nachmittag bis zur Großpackung Chips vor dem Fernseher reichen. Bei der **Bewegung** allerdings dürfte sich eine familienübergreifende Gemeinsamkeit feststellen lassen: Sehr wahrscheinlich bewegen sich alle zu wenig ...

... so werten Sie aus ...
Nach dieser Woche ist es sehr gut möglich, dass Sie einen Punkt im täglichen Ablauf entdecken, der Ihnen sofort ins Auge fällt. Den zu ändern – sei es nun, das Kuchenessen einzuschränken und stattdessen Obstsalate zu verspeisen oder aber statt der Chips öfter mal Rohkost mit Dips hinzustellen – kann schon viel bewirken, denn es sind eben oft die kleinen, in ihrer Menge aber dann doch gewaltigen Gewohnheiten, die zu Übergewicht und Trägheit führen.

Bastelanleitung für das Esssäckchen

Wenn unser 6-wöchiges Bonusprogramm startet, hat dieses Protokoll jedoch ausgedient, und stattdessen kommt der jeweilige Wochenplan und das **Esssäckchen** zum Zug. **Das Esssäckchen ist das Hilfsmittel, mit dem wir spielerisch eine dauerhafte Kontrolle über das Essverhalten erreichen wollen!** Damit dies gelingt und Ihr Schützling bei der Stange bleibt, haben wir mit dem Esssäckchen ein »kinderleichtes« Modell entwickelt.

Und jetzt zum Praktischen:

Benötigt werden ...

- stabiler Pappkarton in den Farben rot, grün, gelb (erhältlich in allen Bastelläden)
- 1 Lineal bzw. Geo-Dreieck
- 1 Bleistift
- 1 wasserfester schwarzer Stift (Edding)
- 1 kleiner Stoffbeutel (das »Esssäckchen« zum Sammeln der Karten)
- 1 kleine Schachtel zum Aufbewahren aller Karten (der so genannte »Pool«)

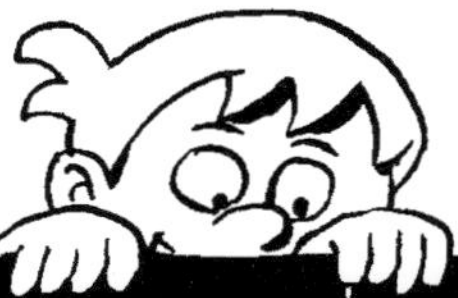

Das habe ich am ....
gegessen und getrunken:

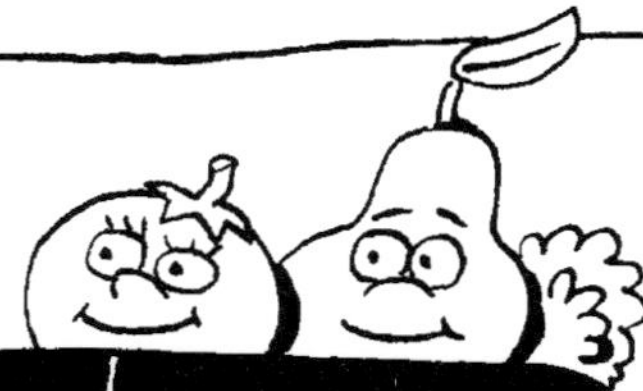

WANN	WIE VIEL	WAS	WO und WIESO

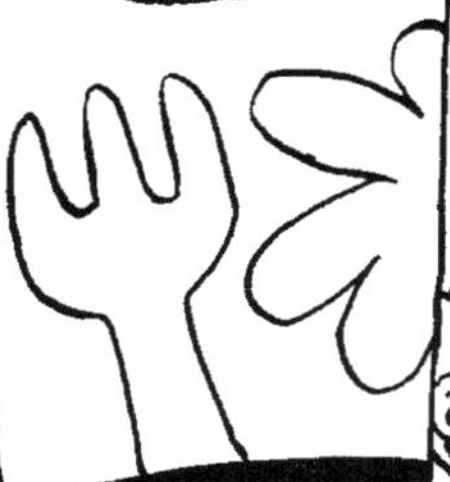

So habe ich den heutigen
Tag verbracht:

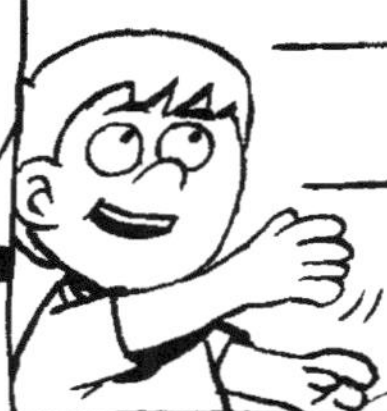

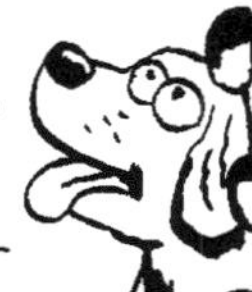

Das Essäckchen:
Dieses Modell, in dem alle Lebensmittel einfach den Ampelfarben zugeordnet werden, ist nicht 100-prozentig korrekt und ersetzt im Einzelfall nicht die Beratung durch eine ernährungswissenschaftliche Fachkraft. Allerdings ist Ihr Kind kein Ernährungswissenschaftler und soll anhand des Esssäckchens und der Lebensmittelpyramide als Erstes die Unterscheidung zwischen »guten Lebensmitteln«, »mittelmäßigen Lebensmitteln« und »schlechten Lebensmitteln« kennen lernen. Wenn das geschafft ist, dann haben wir schon viel gewonnen ...

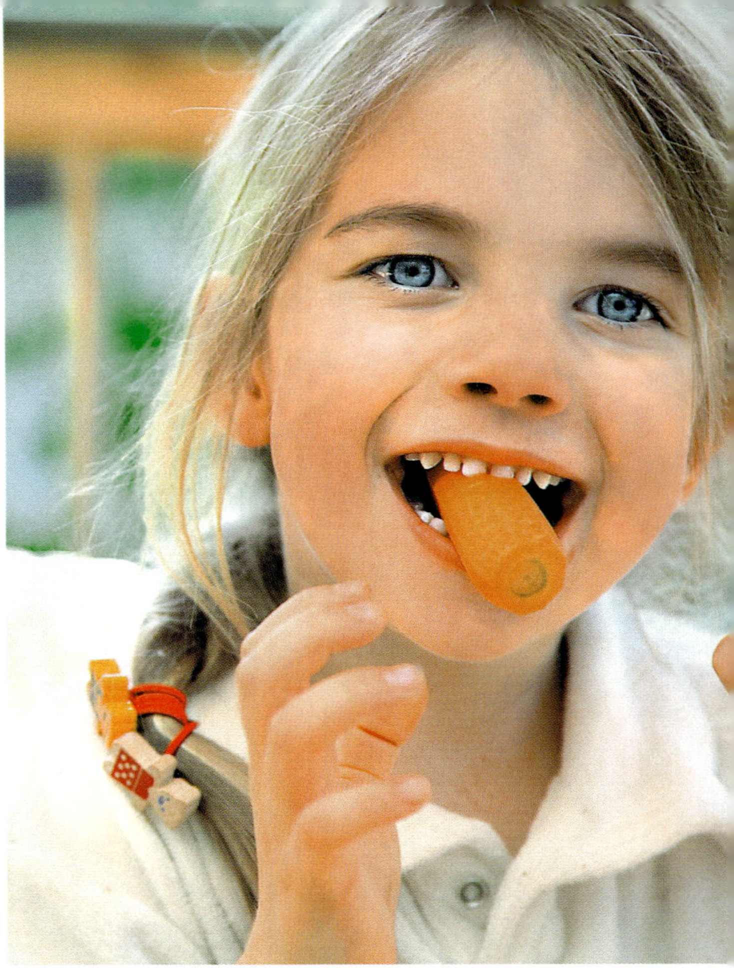

So gehen Sie vor ...

Zuerst schneiden Sie aus den Kartons rechteckige Kärtchen mit einer Kantenlänge von 3 cm aus. Die ungefähre Anzahl der benötigten Kärtchen beträgt:

- **20 x rot.** Es sollen mit dem schwarzen Stift sechs der Kärtchen mit einem Bild verschönt werden, das stellvertretend für Süßigkeiten steht, z.B. ein Eis oder ein Bonbon; zehn bleiben ganz unbebildert, vier bekommen einen Hamburger aufgemalt und stehen für alle Fast-Food-Produkte.
- **20 x gelb.** Die gelben Kärtchen stehen für alle tierischen Produkte, also Fleisch und Fleischerzeugnisse, Eier, Fisch, Milch und Milchprodukte. Sie bleiben alle unbebildert.
- **40 x grün**. Fünf Kärtchen werden mit einem Apfel oder einer Birne verziert. Sie stehen für *Obst*. Fünf Kärtchen werden mit einer Möhre oder einem Salatkopf bebildert, sie stehen natürlich für die verzehrten *Gemüseportionen*. Zehn Kärtchen bekommen ein Glas aufgemalt und stehen für die »guten« Getränkeportionen, also für stark verdünnte *Fruchtsäfte, Kräuter- und Früchtetees* sowie *Mineralwasser*. Fünf Kärtchen werden mit einem + versehen und stehen für Vollkornprodukte. Die übrigen 15 Kärtchen bleiben unbebildert, sie stehen

für alle anderen Nahrungsmittel, die in diese Kategorie gehören, also alles, was pflanzlich ist und weder zu süß noch zu fett. Kartoffeln, Nudeln, Brot – aber eben nicht Kuchen, Pommes und Bratkartoffeln.

Nun sind alle Kärtchen fertig und wandern in den »Kartenpool«, also in die Dose. Jedes ganze Kärtchen ist Stellvertreter für eine Portion (siehe Seite 43 ff.). Aber natürlich gibt es auch halbe Portionen, die über den Tag verteilt gegessen und getrunken werden. Hierzu müssen die Kärtchen dann im Bedarfsfall einfach halbiert werden.

Täglich im Einsatz: vom Esssäckchen zur Ernährungspyramide

Jede gegessene und getrunkene Portion entspricht einem oder mehreren Bausteinen beim Großprojekt »Pyramide« und wird als Kärtchen im Esssäckchen gesammelt. Das Säckchen ist also der Stellvertreter für den Bauch des kleinen Schützlings. Nach der letzten Mahlzeit des Tages wird bilanziert: Das Esssäckchen wird ausgeleert, und nun wird aus den Kärtchen die **Lebensmittelpyramide** gebaut.

Die **grüne Basis** bilden hier nun, wie schon auf Seite 42 zu sehen, alle Getränke, also Mineralwasser, stark verdünnte Fruchtsäfte, ungesüßter Kräuter- und Früchtetee, Obst, Gemüse, Getreideprodukte, Beilagen, wie Nudeln, Reis und Salz- oder Pellkartoffeln.

Danach kommt der **gelbe Bauabschnitt** für Fleisch, Wurst, Eier, Fisch, Milch und Milchprodukte.

Die **rote Spitze** bilden dann diejenigen Lebensmittel, die zwar nicht völlig verboten sind, aber doch im Verhältnis zu den anderen Lebensmitteln deutlich weniger gegessen werden sollten: Fettes und Süßes. Dazu gehören von den »versteckten« Fetten in den Pommes und der Bratwurst auch die sichtbaren Fette wie die Butter auf dem Brot. Ebenso gehören in die Kategorie »Vorsicht! Nur wenig essen« auch stark zuckerhaltige Getränke, wie Limonade, stark gesüßter Kakao und unverdünnter Fruchtsaft. Im roten Bereich stehen auch alle süßen und salzigen Snacks, wie Chips, Flips, Schokolade und Kuchen.

Da sehen Sie sie nun auf dem Küchentisch die erste Lebensmittelpyramide des Tages »XY«. Ob am Ende eine Pyramide herausgekommen ist, vermerken Sie bitte im Wochenprotokoll. Wenn die Pyramide jetzt so greifbar nah vor Ihnen liegt, erkennen Sie den Vorteil dieser Vor-

EINIGE BEISPIELE ZUR EINTEILUNG DER NAHRUNGSMITTEL IN DAS KÄRTCHENSYSTEM

LEBENSMITTEL	ROT	GELB	GRÜN
1 Glas Orangensaft	1		
1 Glas Apfelsaftschorle			1
1 Becher Kakao (Milch 1,5 %)		1	
1 Becher Kakao (Milch 3,5 %)	1		
1 Glas Früchtetee (ungesüßt)			1
1 Scheibe Toastbrot			1
1 Scheibe Vollkornbrot			1+
1 Vollkornbrötchen			1+
1 Kinderhand voll Weintrauben			1 Obstkärtchen
1 große Tomate			1 Gemüsekärtchen
1 Scheibe Salami	1		
1 Scheibe gekochter Schinken ohne Fettrand		1	
1 Scheibe Käse unter 45 % Fett		1	
1 Scheibe Käse über 45 % Fett	1		
1 Portion Hüttenkäse		1	
1 Portion Naturjoghurt (1,5 %)		1	
1 Rinderfrikadelle, Backofen		1	
1 Ei		1	
1 EL Butter o. Margarine	1		
1 EL Öl	1		
1 Hanuta	1		
1 Stück Kuchen	1		
1 Portion Pommes	1		
1 Scheibe Brot mit Butter und Marmelade	1 (Butter), 1 (Marmelade)		1 (Brot)
1 Portion Spaghetti Bolognese mit Nudeln, Rinderhack, Tomaten aus der Dose, Tomatenmark, Zwiebeln, kein Fett zum Anbraten, keine Sahne zum Verfeinern, Gewürze	kein Rot, da ohne Fett zubereitet und Rinderhackfleisch verwendet, das fettärmer ist als Schweinehack	1 (Hackfleisch)	1 (Nudeln), 1 Gemüsekärtchen (Tomaten, Tomatenmark, Zwiebeln)

gehensweise? Ganz konkret und anschaulich erlernt man die Zuordnung der Lebensmittel zu den jeweiligen Farben/Stufen. Als Nebeneffekt erhält das Kind – und Sie natürlich auch – im Laufe der Zeit einen Überblick über begangene Ernährungsfehler und sieht zum Beispiel, an welchen Tagen der Woche die Pyramide stimmt und an welchen besonders häufig **wackelige Gebilde** den mangelhaften Nahrungskonsum verraten.

Praktische Pyramidenbeispiele

Kommen wir zur Anwendung: Wie sieht ein Speiseplan für einen Tag aus, für den wir am Abend einen Architektenpreis für hervorragende Bauweise erhalten? Zwei Beispiele seien nun angeführt: ein mustergültiges und ein weniger mustergültiges.

Ein ziemlich mustergültiger (Ess-)Tag

Frühstück

1 Haferflockenmüsli (aus 3 geh. EL Haferflocken + 150 ml fettarme Milch mit Bananenstückchen einer halben Banane), dazu ein Tasse ungesüßter Rotbuschtee Vanille

Das ergibt: Milch, Tee, Haferflocken, 1/2 Banane

Insgesamt also: 0 rote, 1 gelbes und 3 grüne Kärtchen

Kleine Pause

Apfelschorle aus der mitgebrachten Trinkflasche

Das ergibt:

Große Pause

1 Scheibe Vollkornbrot, zusammengeklappt, mit 1 Scheibe Gouda (fettreduziert, mit Salatblatt und 1 Hand voll Möhrensticks), Rest der mitgebrachten Apfelschorle

Das ergibt: Vollkornbrot, Gouda, Salat und Möhren, Apfelschorle

Insgesamt also: 0 rote, 1 gelbes und 3 grüne Kärtchen

Mittagessen

Gemüse-Fischpäckchen mit Salzkartoffeln (1 EL Öl), 1 Wassereis, 1 Glas Wasser

Das ergibt: Kartoffeln, Gemüse, Fisch, verwendetes Öl, Wassereis hat viel Zucker, 1 Glas Wasser

Insgesamt also: 2 rote, 1 gelbes und 3 grüne Kärtchen

Nachmittag

Nektarinen-Shake

Das ergibt: Nektarine, Milch

Insgesamt ergibt das: 1 grünes und 1 gelbes Kärtchen

Abendessen

1 Portion Salat (1 EL Öl) mit Toastbrotwürfeln (2 Scheiben getoastetes Brot, in der Pfanne geröstet), 1 Becher Fruchtsaft, 1 Glas Mineralwasser

Das ergibt: Wasser, Fruchtsaft hat zu viel Zucker, Öl, Salat, Toastbrot

Insgesamt ergibt das: 3 rote und 4 grüne Kärtchen

Ein weniger mustergültiger (Ess-)Tag

Frühstück

1 Becher Kakao aus Milch mit 3,5-Prozent Fett, zusätzlich gesüßt mit 1 TL Zucker und 1 Schokoladencroissant

Das ergibt: fettreiche Milch, 3,5 % Fett, Schokoladencroissant ist süß und fettreich, Zucker

Insgesamt: 3 rote Kärtchen

Kleine Pause

1 Vanille-Trinkmilch, 1 Kindermilchschnitte

Das ergibt: fett- und zuckerreiche Milch, Kindermilchschnitte ist eine Süßigkeit – auch der Snack kommt uni aus.

Insgesamt also: 2 rote Kärtchen

DER MUSTERGÜLTIGE (ESS-)TAG

Hier sieht man eindeutig eine Pyramidenform. Prima! – Es wurde viel Obst und Gemüse gegessen und fünf zuckerarme Getränkeportionen getrunken. Mit dem Milchshake, dem unverdünnten Fruchtsaft und dem Kakao kommt man auf eine ausreichende Flüssigkeitszufuhr.

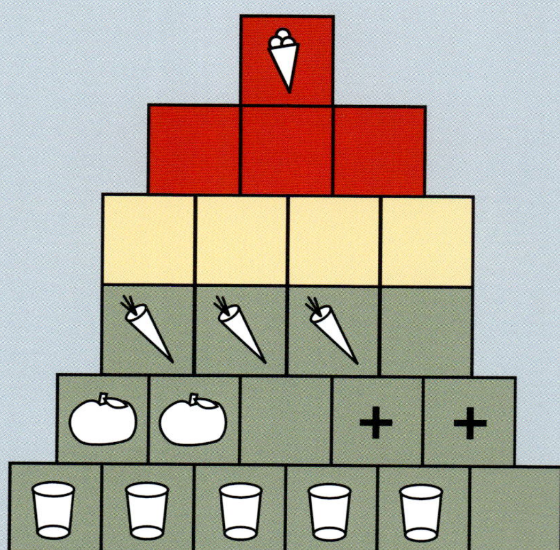

Große Pause
1 belegtes Brötchen mit Butter und Salami, 1 kl. Flasche Limonade
Das ergibt: Brötchen, Butter, Salami gehört zu den fetten Wurstsorten, Limonade gehört zu den zuckerhaltigen Getränken
Und wieder das triste Ergebnis: 3 rote Kärtchen und nur 1 grünes

Mittagessen
Bratwurst mit Pommes, zum Nachtisch 1 Magnum, 2 Gläser Limonade
Das ergibt: Bratwurst und Pommes, Magnum,
2 Gläser zuckerreiches Getränk
Insgesamt: 5 rote Kärtchen

Nachmittag
1 Stück Kuchen, 1 Glas Limonade
Das ergibt: Kuchen, Limonade
Das macht zusammen: 2 rote Kärtchen

Abendessen
Belegtes Weißbrot mit Butter und Gouda/Teewurst, 1 Glas Apfelsaft
Das ergibt: Brot, Butter, fettreicher Käse oder Wurst, Apfelsaft pur
Insgesamt: 3 rote und 1 grünes Kärtchen

Und außerdem:
Chips

DER WENIGER MUSTERGÜLTIGE (ESS-)TAG

Dass so ein Esstag nicht gesund, fit und schlank macht, versteht sich ja eigentlich von selbst. Kein einziges Obstkärtchen ist zu finden, kein einziges Gemüsekärtchen. Unter den tierischen Produkten ist kein einziges fettarmes oder fettreduziertes enthalten. Sie tummeln sich, wie zum Beispiel die Bratwurst, alle im roten, fetttriefenden Bereich. Fazit: Solche Tage machen dick, träge und langfristig krank.

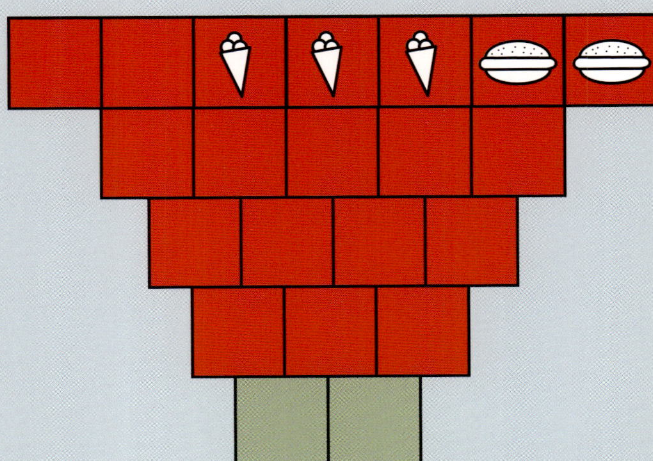

Nun sind Sie gefragt! Legen Sie die Pyramide und schauen Sie in der Auflösung auf Seite 139 ff. nach, ob Sie das Prinzip ganz und gar »intus« haben. Schließlich müssen Sie fit sein, damit Sie Ihrem Kind helfen können.

Drei Frühstücksvarianten

- 1 Becher Kakao, Milch mit 1,5 % Fettanteil, 1 Marmeladen-Vollkornbrötchen mit 1 EL Butter
- 1 Glas Tee, 1 Müsli mit fettarmer Milch und 1 Apfel
- 2 Gläser Tee, 1 Scheibe Vollkornbrot mit fettreduziertem Käse, ohne Butter, dafür mit etwas Tomatenpaste bestrichen und 1 Hand voll Gürkchenscheiben

Drei Pausenvarianten

- 1 belegtes helles Brötchen mit Butter und Schokokuss, 1 Vanillemilch
- 1 belegte Scheibe Vollkornbrot mit 1 Scheibe Gouda (45 %), Tomatenmark, dazu Möhrenschnitze und 1 Glas ungesüßten Tee
- 1 Naturjoghurt (1,5 %) mit Schnitzen von 1 Nektarine und 1 Apfel, 1 Apfelschorle

Drei Mittagsvarianten

- 1 TK-Pizza Salami, 1 Glas Apfelsaft, 1 Eis
- Scholle mit Salzkartoffeln und Gurkensalat (zum Anbraten und für den Salat: insgesamt 1 EL Öl), 2 Gläser Apfelsaftschorle, zum Nachtisch 1 Fruchtjoghurt (1,5 %)
- Asiatische Reispfanne mit Vollkornreis, verschiedenem Gemüse, Tofu-Würfeln, Gewürze, 1 EL Öl, zum Nachtisch: 1 Portion Fruchtsalat, 2 Gläser Apfelsaftschorle

Drei Snackvarianten

- 1 Stück Kuchen und 1 Becher Kakao, (Milch mit 3,5 % Fettanteil)
- 1 Obstsalat und 1 Glas Wasser
- 1 Scheibe Vollkornbrot ohne Butter, mit Magerquark und Marmelade, 2 Gläser Tee

Drei Abendbrotvarianten

- 1 Scheibe Vollkornbutterbrot mit Fleischwurst, 1 hart gekochtes Ei, 1 Essiggurke, dazu 1 Glas Tee
- 1 Vollkornbrötchen ohne Butter, 1 Portion grüner Salat mit Tomaten, Möhrenstiften, Paprikastücken und Feta-Würfelchen, dazu: 2 Gläser Tee
- 1 Scheibe Vollkornbrot mit Butter und fettreduziertem Gouda, dazu Gemüsestifte mit Quarkdip (Magerstufe), 2 Gläser Tee

Nachdem Sie nun im Pyramidenbauen fit sind, gibt es abschließend noch ein paar Tipps zur Ernährung mit auf den Weg, die Sie immer und überall berücksichtigen können. Das Detailwissen folgt dann im Rahmen unseres 6-Wochen-Plans.

DIE 3 HÄUFIGSTEN »BAUMÄNGEL« BEI DEN PYRAMIDEN

1. Steht die Pyramide auf wackligen Füßen und wird nach oben hin breiter statt schmaler?
Der Konsum von Lebensmitteln aus der gelben und roten Stufe ist zu hoch und muss eingeschränkt werden. Das heißt zum Beispiel, dass es ab nächster Woche pro Tag nur noch einmal Süßigkeiten gibt.

2. Finden sich durchschnittlich nur zwei Gemüse- und Obst-Karten?
Das ist eindeutig zu wenig! Für die nächste Woche sollte 1 Portion mehr pro Tag eingeplant werden, ab übernächster Woche 2 Portionen mehr.

3. Sind im grünen Bereich keine Vollkornprodukte zu finden?
Die verzehrten Kohlenhydrate sind allesamt aus Auszugsmehl! Achten Sie verstärkt auf Vollkornprodukte. Der Umstieg muss allerdings gemächlich vor sich gehen, denn Kinder sind nun einmal – mehr noch als Erwachsene – »Gewohnheitstiere«. Eine Lösung könnte zum Beispiel sein, Vollkornprodukte mit Auszugsmehlprodukten zu mischen, also weißes Mehl mit Vollkornmehl, weiße Nudeln mit Vollkornnudeln und weißen Reis mit Vollkornreis. Oder aber abzuwechseln: Wenn es das letzte Mal weiße Nudeln mit Tomatensauce gab, sind dieses Mal Vollkornnudeln an der Reihe.

DAS GEHEIMPROGRAMM McFIT

Das 6-wöchige Bonusprogramm basiert nicht nur auf der Umstellung der Ernährung, sondern auch auf einem Zuwachs an Bewegung! Und man kann es nicht oft genug betonen: **Ohne Bewegung läuft nichts!** Abnehmen schon gar nicht. Denn Bewegung in Form von Ausdauersport und moderatem Krafttraining fördert nicht nur die Gesundheit, die Haltung und das Selbstwertgefühl, sondern Bewegung jeder Art steigert den **Arbeitsumsatz**, also das, was der Körper außer dem Grundumsatz noch an Energie verbrennt. Sämtliche benötigte Energie setzt sich nämlich aus dem Grundumsatz (das ist die Energie, die der ruhende Körper verbraucht) und dem Arbeitsumsatz (der Energie, die zusätzlich verbraucht wird) zusammen, also:

Grundumsatz + Arbeitsumsatz = gesamter Energieverbrauch

DIE TOP 15 FÜR GESUNDE ERNÄHRUNG UND GEGEN ÜBERGEWICHT

1. Viel trinken, am besten Wasser! Das fördert die Verdauung, hält wach und frisch und transportiert Schlackenstoffe, die beim Abnehmen zuhauf anfallen, schnell aus dem Körper. Beachten Sie, dass das Gehirn erst Wassermangel meldet, wenn der Körper bereits seit längerer Zeit an Flüssigkeitsmangel leidet. Und besonders Kinder vergessen das Trinken dann immer noch gerne. Achten Sie also verstärkt darauf, dass Ihr Kind genügend und dann auch die richtigen Getränke zu sich nimmt.
2. Geben Sie Ihrem Kind kleinere Portionen auf den Teller. Wenn der Teller leer ist, sollte es erst mal keinen Nachschlag geben, denn das Sättigungsgefühl setzt erst verspätet ein, genau genommen erst **20 Minuten** nach Beginn der Nahrungsaufnahme. Wer also zu schnell isst, isst auch fast immer zu viel ...
3. Schaffen Sie eine angenehme Stimmung am Tisch. Essen soll etwas Schönes sein, etwas, für das man sich Zeit nimmt. **Verboten sind:** eingeschalteter Fernseher, Lesen nebenbei, im Stehen essen. – Unterhalten Sie sich mit Ihrem Kind! Gehen Sie mit gutem Beispiel voran, indem Sie immer mal wieder die Gabel aus der Hand legen, genügend trinken und sich für das Essen Zeit nehmen. Mindestens 20 Minuten! Am Anfang sollten Sie sogar eine Uhr zur Hilfe nehmen.
4. Vermeiden Sie fette Saucen, sondern strecken Sie diese durch püriertes Gemüse.
5. Schneiden Sie überall das sichtbare Fett weg.
6. Wenn immer ein Obst- und Gemüseteller auf dem Tisch steht, greift man automatisch häufiger zu. Damit die Äpfel nicht so schnell unappetitlich braun werden, sollten Sie sie mit etwas Zitronensaft beträufeln.
7. Füllen Sie den Schokoladenvorrat in der Wohnzimmerschublade nicht mehr auf! Wenn immer etwas da ist, wird es auch gegessen!
8. Greifen Sie viel öfter als bisher zu fettarmen Zubereitungsmethoden wie Dämpfen, Grillen, Dünsten. Kaufen Sie sich für diese Zwecke, falls noch nicht vorhanden, einen Dämpfeinsatz.
9. Vermeiden Sie Pasta mit Sahnesaucen!
10. Messen Sie jedes Fett, das Sie benutzen, genau ab und verlassen Sie sich nicht mehr auf Ihr Augenmaß!
11. Verwenden Sie zum Anbraten nur noch beschichtete Pfannen. Hier bleibt auch ohne Fett nichts haften!
12. Lagern Sie die Butter nicht im Kühlschrank. Von streichfähiger Butter nimmt man fast automatisch weniger!
13. Meiden Sie fettreiche Nahrungsmittel und greifen Sie ab dem nächsten Einkauf zu den fettarmen Alternativen!
14. Verwenden Sie in Zukunft viel öfter Vollwertprodukte und viel seltener Produkte aus Auszugsmehl!
15. Kochen Sie in Zukunft öfter Fischgerichte aus fettarmem Fisch und viel seltener fettreiche Fleischsorten wie Schwein und Geflügel.

Ziehen Sie Bilanz
Ist die Energiebilanz positiv, bedeutet das, dass dem Körper mehr Energie zugeführt wird, als dass er verbraucht. Die überschüssige Energie wird in Form von Fettdepots vom Körper angelegt. *Eine positive Energiebilanz bedeutet also eine **Gewichtszunahme**.*
Ist die Energiebilanz negativ, bedeutet das nichts anderes, als dass dem Körper weniger Energie von außen zugeführt wird, als er braucht. Um dennoch Energie aufbringen zu können, greift der Körper dann Fettreserven an. *Eine negative Energiebilanz bedeutet somit **Gewichtsreduktion**.*

Außerdem gilt: Der Grundumsatz ist umso höher, je höher der Anteil der Muskelmasse im Körper ist. Und was bedeutet das? **Ihr Kind muss sich mehr bewegen!** Aber ebenso wie die Essgewohnheiten haben sich auch die Bewegungsgewohnheiten in den letzten Jahren drastisch verändert, und das heißt hier – verschlechtert.

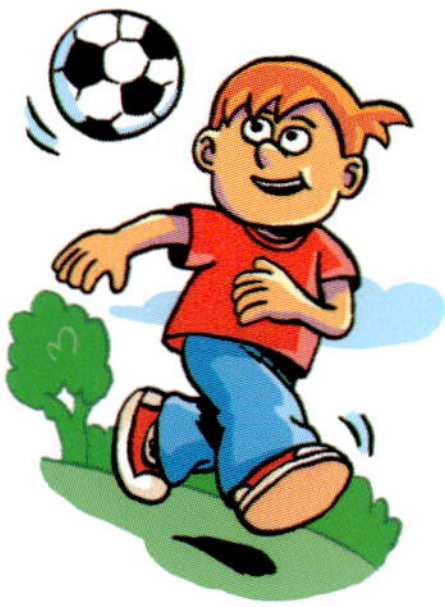

Generation Schlapp

Warum bewegen sich unsere Kinder immer weniger? Ein Blick in die jüngere Vergangenheit gibt Aufschluss: War vor 20 Jahren das Kinderwunschprogramm der Öffentlich-Rechtlichen in den Schulferien noch die große Sensation, buhlen nun rund 20 verschiedene Sender tagtäglich um die Gunst der Kleinen. Das Resultat ist, dass Kinder heute ungleich länger vor dem Fernseher sitzen als noch vor einigen Jahren. Die Lage spitzt sich besonders dort zu, wo Kinder ihr eigenes TV-Gerät im Zimmer stehen haben.
Hinzu kommen die vielen weiteren Möglichkeiten der körperlich passiven Freizeitgestaltung wie Computerspiele, Surfen im Internet oder Chatten in speziell für Jugendliche eingerichteten Chatrooms. – Zugegeben: Als Eltern hat man es nicht leicht. Hieß es noch bis vor kurzem, dass Kinder spielerisch an den Computer herangeführt werden müssen und dass der frühe Umgang mit Computern durchweg positiv zu beurteilen ist, sage ich Ihnen nun wieder, dass sich Ihr Schützling sehr wahrscheinlich zu lange vor dem Rechner aufhält ... Aber so ist das nun einmal: In fast allen Lebensbereichen kommt es eben auf die Dosis an.

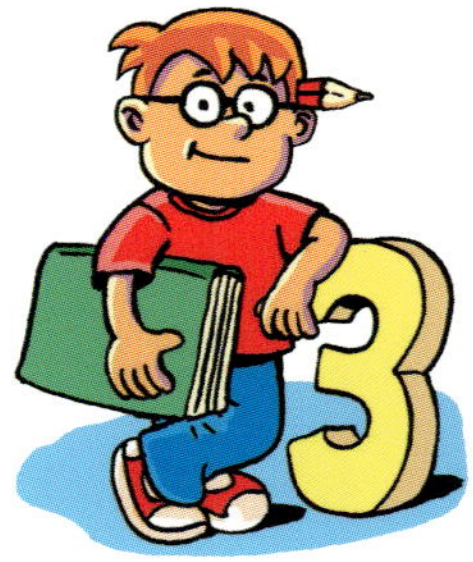

Generation Schlapp – Zahlen und Fakten

- Grundschüler verbringen heutzutage gute neun Stunden im Liegen, neun Stunden im Sitzen und gerade einmal fünf Stunden auf den Beinen. Und in dieser Zeit bewegen sie sich lediglich 15 bis 20 Minuten intensiv. Das ergab eine Studie der Universität Karlsruhe und der Bertelsmann-Stiftung.
- Die körperliche und motorische Leistungsfähigkeit von Kindern und Jugendlichen hat stark nachgelassen – und wer jetzt den Schulsport als Gegenargument anführt, den muss ich leider enttäuschen: Die Jungen und Mädchen bewegen sich durchschnittlich gerade einmal sieben Minuten pro Einzelstunde. Das ergab eine Untersuchung der FU Berlin. Und in der Doppelstunde sind es nur zwölf Minuten.
- Der Erfurter Sportwissenschaftler Jürgen Court hat noch weiteres, erschreckendes statistisches Material: Zehnjährige kommen bei einem sechsminütigen Dauerlauf ungefähr 150 Meter weniger weit als vor 20 Jahren. Und damals kamen die Schüler beim Weitsprung auch noch ca. 20 Zentimeter weiter. Den Sprung über den Bock schafft heute nur noch jeder Dritte.

Die Liste ließe sich noch lange fortsetzen, und auch bei Ihrem Kind, da bin ich mir sicher, ist mangelnde Bewegung mitverantwortlich dafür, dass nun das eine oder andere Kilo zu viel die Lebensqualität erheblich beeinträchtigt. Aber auch hier ist nicht nur Ihr Kind, sondern sind auch Sie gefragt: Wie sieht es denn bei Ihnen aus? Tragen Sie den Jogginganzug auch häufiger auf der Couch als im Wald? Wann haben Sie denn zum letzten Mal Ihr Fahrrad benutzt? Zeit, dass sich was ändert!

Ausdauernd fit

Wenn Ihr Kind übergewichtig ist, hat es sehr wahrscheinlich keine Lust, sich zu bewegen. Zu tief sitzen die Demütigungen vom Schulsport und das hämische Lachen beim Schwimmen. **Radfahren** bietet jedoch einen idealen Wiedereinstieg in die körperliche Ertüchtigung, denn:

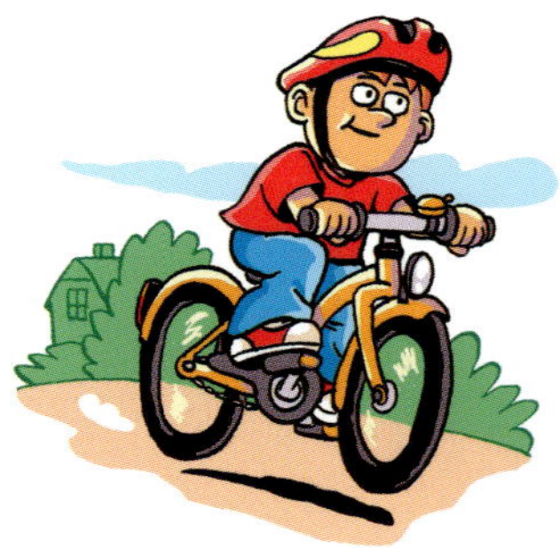

- Radfahren ist extrem gelenkschonend,
- Radfahren kann man überall,
- Radfahren kann man sowohl alleine als auch in der Gruppe,
- Radfahren stärkt die Ausdauer und wirkt sich positiv auf das Herz-Kreislauf-System aus

Warum eignen sich Radfahren, Joggen oder Inlineskaten für ein Training des Herz-Kreislauf-Systems besser als Tischtennis oder Turnen?
Um positive Veränderungen, d.h. Anpassungen, im Bereich des Herz-Kreislauf-Systems zu erreichen, ist ein gezieltes Ausdauertraining unerlässlich. Unter Ausdauer versteht man die Widerstandsfähigkeit des Organismus gegen Ermüdung. Ein Ausdauertraining ist durch seine vielfältige Einflussnahme sowohl auf das Herz-Kreislauf-System als auch auf die Stoffwechselprozesse und das Immunsystem von elementarer Bedeutung für die Gesundheit. Leider wissen viel zu wenige, dass Ausdauertraining den vielfältigen Folgeschäden von Übergewicht ganz gezielt entgegenwirkt und natürlich auch dem Grund dieser Folgeschäden, also dem Übergewicht selbst, im wahrsten Sinne des Wortes zu Leibe rückt.

Ausdauertraining und Arteriosklerose
Ein sinnvoll gesteuertes Ausdauertraining bewirkt eine Stärkung des Herzmuskels und damit eine Zunahme des Schlagvolumens, also eine Zunahme der Blutmenge, die pro Schlag durch den Körper gepumpt wird. Die Folge ist eine Zunahme der Leistungsfähigkeit. Das heißt im Klartext: Das Herz braucht weniger Schläge, um den Körper mit ausreichend viel Blut zu versorgen und wird daher geschont.

Ausdauertraining und Diabetes
Regelmäßiges Ausdauertraining verbessert die Sensitivität der Rezeptoren für Insulin und fördert eine bessere Zuckerverwertung. Hierdurch kann der Insulinspiegel im Blut deutlich gesenkt werden. Und damit schlägt man gleich zwei Fliegen mit einer Klappe: Man schützt sich sehr effizient vor Diabetes und vor anderen Stoffwechselerkrankungen, denn ein erhöhter Insulinspiegel ist auch ein erheblicher Risikofaktor, zum Beispiel für die Entstehung von Arteriosklerose.

AUSDAUERTRAINING UND BLUTWERTE

Ausdauertraining verbessert die Blutwerte. Neben einer Verbesserung der Fließeigenschaften des Blutes erhöht sich auch der Wert von HDL (High density Lipoprotein), dem auf Seite 28 besprochenen »guten« Cholesterin.

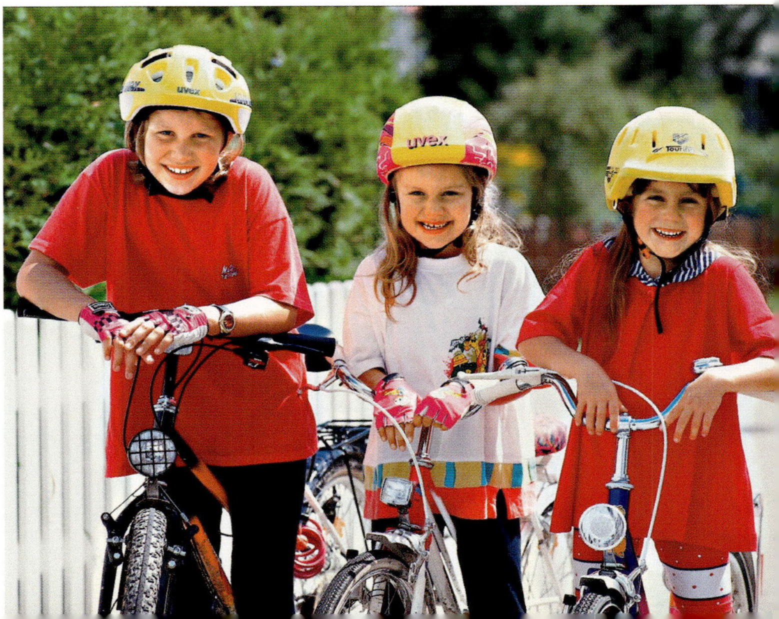

Ausdauertraining und Psyche

Ausdauertraining wirkt sich auf die körperliche Gesundheit und Leistungsfähigkeit positiv aus. Auch und gerade im Bereich der Psyche sind große Veränderungen möglich. So liegt der Vorteil eines Ausdauertrainings vor allem darin, negative psychische Folgen von Stress auslösenden Ereignissen abzupuffern und das allgemeine Wohlbefinden zu fördern. Zudem stärkt es durch ein zunehmendes Vertrauen in sich selbst und in die eigene Leistungsfähigkeit das Selbstwertgefühl und fördert erste Schritte in Richtung eines verbesserten sozialen Kontaktes zu Gleichaltrigen.

Für ein optimales Ausdauertraining eignet sich nicht jede Sportart gleichermaßen. Damit eine Trainingsform als Ausdauersportart bezeichnet werden kann, müssen folgende **drei Kriterien** erfüllt sein:

- mindestens ein Sechstel der Muskulatur muss eingesetzt werden,
- die Aktivität muss zyklisch, d.h. gleichmäßig über eine Dauer von mindestens zehn Minuten durchgeführt werden können,
- die Herzfrequenz muss mindestens 50 Prozent der maximalen Herzfrequenz betragen.

Zu den Sportarten, die diese Kriterien erfüllen, zählen **Walken, Joggen, Radfahren, Schwimmen, Inlineskaten, Skilanglauf** und **Ergometertraining** im Fitnessstudio. Zwar haben auch Ballsportarten eine Ausdauerkomponente, oft wird aber durch die häufigen Tempowechsel das Kriterium der zyklischen, d.h. gleichförmigen, Belastung nicht ausreichend erfüllt, sodass sich diese Sportarten nur bedingt eignen. Auch so genannte Rückschlagspiele wie Tennis, Tischtennis oder Badminton erfüllen dieses Kriterium nicht in dem erforderlichen Maß. Turnen, Klettern, Gymnastik oder auch Kampfsportarten wie Judo sind zwar jede für sich gut und immer besser als gar keine Bewegung – dienen aber nicht so sehr dem Zweck eines ausreichenden Trainings des Herz-Kreislauf-Systems.

Wie motivieren Sie Ihr Kind zum Ausdauersport?

Der Gesundheitsaspekt der Bewegung spielt für die meisten Kinder kaum eine Rolle. Systematisches Training und gesundheitserzieherische Aspekte sind für sie Fremdwörter, und auch das positive Gefühl einer gesteigerten Leistungsfähigkeit ist für sie meist eher eine vage Vorstellung. Somit muss ein Medium gefunden werden, das sich auf der einen Seite als Ausdauertraining eignet, auf der anderen Seite aber dem Kind Spaß und Freude bereitet.

Denn nur ein Training, das Spaß macht, kann den verloren gegangenen natürlichen, kindlichen Bewegungsdrang wieder zum Leben erwecken. Das **Fahrrad** nun eignet sich gleich in mehrfacher Hinsicht für ein Ausdauertraining mit Kindern.

- Es lassen sich sichere Trainingseffekte erzielen, die die Leistungsfähigkeit, das Wohlbefinden und die Gesundheit Ihres Kindes steigern.
- Während des Trainings ergeben sich jede Menge Möglichkeiten zu Spiel und Spaß, wie wir noch in unserem 6-Wochen-Programm näher erläutern werden.
- In der Regel muss keine neue Technik erlernt werden, denn Radfahren kann (meist) jedes Kind.
- Beim Radfahren wird das Übergewicht nicht ständig als Belastung empfunden. Genau das verleidet dicken Kindern ja sonst oftmals den Sport. Negative Körpererfahrungen stehen bei übergewichtigen Kindern sowieso meist im Vordergrund des Beschwerdebildes. Und auch hier sammelt das Fahrrad noch einen weiteren Pluspunkt: Durch die Ausübung im Freien werden positive (Natur-)Erlebnisse gefördert.

Warum Radfahren?

Wie Sie gerade gelesen haben, spricht vieles von Seiten der Motivation bereits für den Ausdauersport »Radfahren«. Ein weiteres, entscheidendes Argument liefert aber auch noch der medizinische Blickwinkel: Zwar müssen übergewichtige Kinder 4-mal so lange Radfahren wie Joggen, um den gleichen Trainingserfolg zu erzielen, da die Muskeln durch den Sattel, der viel Gewicht abnimmt, nicht so sehr beansprucht werden.

Gerade darin jedoch liegt auch der große **Vorteil des Radfahrens:** Während beim Joggen bei jedem Schritt das 3,5-fache des Gewichts auf den sowieso schon beanspruchten Knie- und

SO BESTIMMEN SIE DIE IDEALE RAHMENGRÖSSE UND SITZPOSITION

- Messen Sie die Bein-Innenlänge Ihres Kindes bei angezogenen Schuhen und ziehen Sie von dieser Länge 25 cm ab. Die Höhe des Rahmens sollte von dieser Länge nur wenige Zentimeter abweichen.
- Der Sattel sollte nur so hoch sein, dass Ihr Kind im Sitzen mit beiden Zehenspitzen den Boden berühren kann, damit ein gefahrloses Auf- und Absteigen gewährleistet ist.
- Der Lenker sollte Schulterbreite besitzen und so hoch sein, dass eine möglichst aufrechte Sitzposition eingenommen werden kann.

Sprunggelenken lastet, werden diese beim Radfahren geschont. Hinzu kommt, dass Walken oder Langlauf bei Kindern meist sehr unbeliebt ist und das Kind beim Joggen schnell in eine Überforderungssituation gerät. In diesem Fall treten zu schnell Ermüdungserscheinungen und Überlastungsschmerzen auf.

Tipps zur Ausrüstung und Körperhaltung

Selbstverständlich sollten Sie vor dem Training das Rad Ihres Kindes auf Funktionsmängel überprüfen und vorgeschriebene Sicherheitsaspekte wie Beleuchtung, Klingel und Bremsfunktion besonders beachten! Neben der Stabilität und der Beschädigungsfreiheit des Rahmens sollten Sie zusätzlich die Aufmerksamkeit auf die richtige Rahmengröße des Rades lenken. Die Rahmengröße orientiert sich an der aktuellen Körpergröße Ihres Kindes.

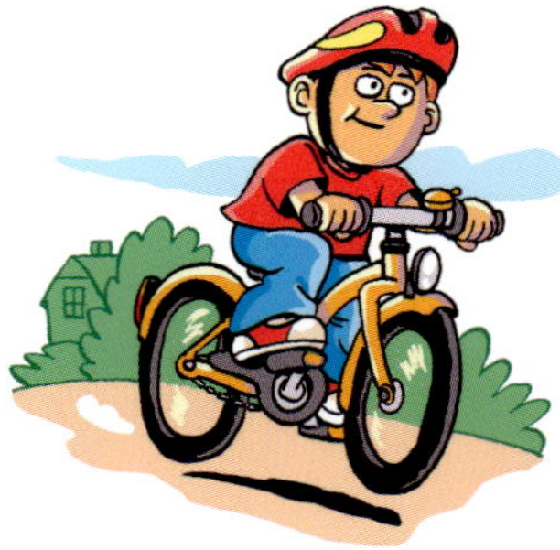

Zusatzausrüstung

Fahrradhelm: Der Schutzhelm schützt Stirn, Schläfe und Hinterkopf und muss exakt der Kopfform angepasst werden. Um übermäßiges Schwitzen zu verhindern, sollte eine stetige Luftzufuhr gewährleistet sein. Einen Schutzhelm, der bereits einen Aufprall hinter sich hat, sollten Sie entsorgen!

Trinkflasche: Die Trinkflasche ist wichtig, da Sie nur so für eine ausreichende Flüssigkeitsversorgung Ihres Kindes während des Trainings sorgen können. Für jede Stunde auf dem Rad sollte 1/2 Liter Flüssigkeit eingeplant werden.

FAHRRAD-KURZCHECK

Fahrradrahmen?	Stabilität und Beschädigungen überprüfen!
Räder?	Luft, Radlauf und Profile okay?
Sattel?	Höhe einstellen und auf waagerechten Sitz achten!
Lenker?	Festigkeit, auch der Griffe, überprüfen!
Bremsen?	Sind sie zuverlässig?
Beleuchtung?	Funktioniert sie?
Kette?	Ist Spannung vorhanden und gibt es einen Kettenschutz?
Gangschaltung?	Funktioniert sie und ist sie leicht zu handhaben?
Schutzhelm?	Sitzt er ordnungsgemäß?

Herzfrequenzmesser: Es empfiehlt sich, für das Ausdauertraining auf dem Fahrrad einen Herzfrequenzmesser anzuschaffen, denn nur so kann die Belastung des Herz-Kreislauf-Systems genau kontrolliert werden. Dies ist sinnvoll, denn die Herzfrequenz stellt ein geeignetes Mittel dar, das Training individuell und dem jeweiligen Trainingsniveau entsprechend zu steuern. Die Überwachung seiner Herzfrequenz macht bestimmt auch Ihrem Kind Spaß. Sowohl Unter- als auch Überbelastung können dadurch verhindert werden. Der weltweit führende Hersteller dieser Geräte ist die Firma Polar, die Kosten belaufen sich auf ca. 50 Euro. Lassen Sie sich beraten und die Bedienung erklären.

Fahrradtacho: Der Fahrradtacho kann für Ihr Kind ein spielerischer Anreiz sein, um die Leistung zu erhöhen oder über einen gewissen Zeitraum beizubehalten.

Körperhaltung beim Radfahren

Durch Sattel- und Lenkerhöhe ist die Körperhaltung schon in großem Maße vorgegeben. Um dennoch mögliche Verspannungen zu vermeiden, sollten Sie darauf achten, dass Ihr Kind in möglichst aufrechter Position, mit geradem Rücken, locker hängenden Schultern und leicht angewinkelten Armen fährt. Nur in dieser Position ist eine gleichmäßige Belastung der jeweiligen Muskelgruppen gewährleistet. Sind die Arme durchgedrückt, so wird die Muskulatur im Schulterbereich überlastet und Ihr Kind bekommt schmerzhafte Verspannungen.

Was ist beim Training zu beachten?

Sowohl eine durch Übereifer bedingte Überforderung als auch eine Unterforderung gilt es natürlich zu vermeiden. Während bei einer Unterforderung die gewünschten Trainingsziele und somit auch die Erfolge ausbleiben, kann bei einer Überforderung der Bewegungsapparat und das Herz-Kreislauf-System Schaden nehmen. So sollte bei längeren Fahrten der Gang kleiner gewählt werden, da sonst die Belastung auf Kniegelenke und Beinmuskulatur zu groß ist. Statt Fitness, Spaß und Wohlbefinden gibt es dann nur Ermüdung, Frust und Abgeschlagenheit.

Trainingsintensität

Die Antwort auf die Frage, ob die Intensität des Trainings angemessen ist, erhalten Sie am einfachsten über die **Pulsuhr** (Herzfrequenzmesser).

Beachten Sie, dass bei Kindern bezüglich der **Herzfrequenz** durchweg höhere Werte normal sind als bei Erwachsenen. Während die Ruheherzfrequenz bei Erwachsenen zwischen 60 und 70 Schlägen pro Minute liegt, so sind es bei 8-Jährigen ca. 90 Schläge und bei 12-Jährigen ca. 80 Schläge. Aber nicht nur die Ruheherzfrequenz ist bei Kindern höher, auch die maximale Herzfrequenz geht über die von Erwachsenen weit hinaus. So sind bei einem Kind zwischen sechs und 13 Jahren 220 Schläge/min. möglich, bei einem 30-jährigen Erwachsenen liegen die Höchstwerte zwischen 190 und 200 Schläge/min.

Die **trainingswirksamen Belastungsherzfrequenzen** liegen demnach bei Kindern deutlich höher als bei Erwachsenen. Um die Ruheherzfrequenz dauerhaft zu senken, ist ein regelmäßiges Training mit **mindestens 150 Schlägen pro Minute bei Kindern und 140 Schlägen pro Minute bei Jugendlichen** sinnvoll. Optimale Werte liegen jedoch noch höher: Bei Kindern sind es ca. 170 Schläge pro Minute, bei Jugendlichen ca. 160. Bei dieser Intensität wird eine Verbesserung der maximalen Sauerstoffaufnahmekapazität erreicht.

Ein weiterer Vorteil des Herzfrequenzmessgeräts liegt darin, dass die Kinder für Vorgänge in ihrem Körper sensibilisiert werden. Durch die Visualisierung, die so ein Messgerät leistet, erfahren die Kinder, dass ihr Herz bei Belastungen schneller schlägt und dass das deshalb geschieht, weil die arbeitenden Muskeln mehr Sauerstoff benötigen. Außerdem spüren sie, wie die Atemfrequenz mit der Belastung zunimmt und wie sie ins Schwitzen geraten.

Einmal abgesehen von Normwerten gilt jedoch als Prämisse, dass die Belastung immer so gewählt werden sollte, dass die Kinder diese nicht als zu anstrengend empfinden. Ist die Belastung nämlich zu hoch, werden die Kinder schwerlich weiter bei der Stange bleiben. Außerdem ist davon auch aus gesundheitlichen Gründen abzuraten: Bei Kindern im frühen und mittleren Schulkindalter sind selbst kurze starke Belastungen schädlich. Durch zu starke Belastung gerät der Körper in ein Sauerstoffdefizit, d.h. die Körperzellen benötigen zur Energiefreisetzung mehr Sauerstoff, als durch die Atmung zur Verfügung gestellt werden kann.

Damit dem Körper bei anhaltendem Arbeitseinsatz auch weiterhin genügend Energie zur Verfügung steht, arbeitet er von nun an im so genannten anaeroben (sauerstofffreien) Bereich weiter – und dabei entsteht Milchsäure. Wenn diese jedoch nur ungenügend abgebaut werden kann, ist die Regenerationsfähigkeit deutlich beeinträchtigt, **was lang anhaltende Ermüdungserscheinungen** zur Folge hat. Kinder brauchen somit ungleich länger als Erwachsene, um sich von starken Beanspruchungen zu erholen. Das ändert sich erst ab der Pubertät. Als Fazit sollten Sie sich Folgendes merken:

Bei Ausdauertraining zählt in erster Linie die Länge und erst in zweiter die Belastung.

Wie lang und *wie* oft?

In den ersten Wochen sollten Sie und Ihr Kind pro Fahrradeinheit **20-30 Minuten** einplanen. Langsam sollten dann die Einheiten gesteigert werden: Je nach Leistungsvermögen und Motivation können Sie sie bis auf **60 Minuten** ausdehnen.

Auch die Häufigkeit ist ausbaufähig. Zu Anfang genügt es, mit Ihrem Kind **zwei Einheiten à 20 Minuten pro Woche** einzuplanen, die allerdings nicht auf zwei aufeinander folgende Tage gelegt werden sollten. Allein damit erhöht sich schon die Ausdauerleistung Ihres Kindes, erste Erfolge können sich einstellen und die Bewegung kann als fester Bestandteil der Woche integriert werden. Denn: Es bringt wenig, wenn Ihr Kind im ersten Monat fast täglich auf dem Rad sitzt, um nach der anfänglichen Euphorie in der fünften Woche den Drahtesel in die Ecke zu stellen.

Um dauerhafte gesundheitliche Anpassung zu erzielen und auch in ästhetischer Hinsicht Erfolge verzeichnen zu können, ist körperliche Aktivität regelmäßig und möglichst lebenslang vonnöten.

Regenerationszeit

Die Regenerationszeit ist für den Trainingserfolg und das Wohlbefinden genauso wichtig wie das Training selbst, denn durch eine Belastung, also durch Sport, kommt es erst einmal zu einer Störung des biologischen Gleichgewichts; Körper und Muskeln sind stark ermüdet. Im Anschluss sollte der Körper daher die Möglichkeit haben, sich in ausreichendem Maß zu erholen – nur so kann er sich kontinuierlich auf einen immer höheren Leistungsstand einstellen. Man kann sogar so weit gehen zu sagen, dass erst in der Regenerationszeit die Leistungsfähigkeit gesteigert wird. – Aber nicht vergessen: Ohne Belastung und Sport gibt es natürlich auch keine Regenerationszeit.

Achten Sie darauf, dass Ihr Kind zwischen den einzelnen Trainingseinheiten **ca. 48 Stunden Pause** hat. Mit zunehmendem Leistungsniveau laufen jedoch auch die Regenerationsprozesse schneller ab, 24 Stunden reichen dann aus, um den Körper nach dem Training wieder fit zu machen. **Es bietet sich also an, am Wochenende und an einem Tag in der Woche zu trainieren.** Das Wochenende eignet sich dabei besonders für Radausflüge mit der ganzen Familie. Und das Zusammengehörigkeitsgefühl und die familiäre Unterstützung wirken sich ganz sicher auch positiv auf den Langzeiterfolg aus.

Die optimale Trainingseinheit

Das Bewegungsplus Rad fahren ist eine Trainingseinheit. Und

Jede optimale Trainingseinheit besteht aus **Warm-up**, dem eigentlichen **Training** und **Cool-down**. – Durch das **Warm-up** ist gewährleistet, dass Bänder, Sehnen und Muskeln gut auf die bevorstehende Belastung vorbereitet sind. Durch ein 5- bis 10-minütiges Aufwärmen wird außerdem das Herz-Kreislauf-System aktiviert, der Körper auf Betriebstemperatur gebracht, die Durchblutung sowie der Stoffwechsel der Muskeln gefördert und – je nach Übung – die Koordination verbessert.

Entweder können Sie sich und Ihr Kind durch lockeres und langsames Einfahren auf dem Rad in Schwung bringen, oder aber Sie führen mit Ihrem Kind diverse Gehvariationen durch, wie auf der Stelle marschieren und dabei zügig und kraftvoll die Arme mitführen. Das funktioniert besonders gut mit Musik. Sie können sich jedoch auch durch ein Ballspiel aufwärmen. Eigentlich sind Ihrer Fantasie keine Grenzen gesetzt!
Zum optimalen Abschluss des Trainings ist ein **Cool-down** sehr zu empfehlen. Hierfür eignet sich ein 5- bis 10-minütiges lockeres Ausfahren, um die Herzfrequenz in Richtung Ruheherzfrequenz abzusenken. Durch eine aktive Erholungsphase in Form eines lockeren Ausfahrens oder auch eines leichten Stretchings der beanspruchten Muskelgruppen wird die Regeneration gefördert.

Warum Krafttraining?

Zur Stärkung der Gesundheit kommt nicht nur dem Ausdauertraining, sondern auch dem Training der Muskulatur eine wichtige Bedeutung zu. Daher komme ich nun auf das Krafttraining zu sprechen, das die **2. Säule in meinem Bewegungsprogramm** bildet. Krafttraining beeinflusst das Hormonsystem positiv und trainiert den Halte- und Bewegungsapparat. Krafttraining und Ausdauertraining ergänzen sich gegenseitig und gehören zusammen.

ANREGUNGEN FÜRS AUFWÄRMEN UND DIE KOORDINATIONSSCHULUNG

- Rückwärts gehen
- Nur auf den Fersen gehen
- Nur auf den Zehenspitzen gehen
- Im Storchengang gehen
- Im Kreuzschritt gehen
- »Sterne vom Himmel holen und in einem Korb sammeln« – d.h. von der Körperstreckung in die Hocke gehen, immer abwechselnd
- Lockeres Gehen mit Richtungswechseln, die Sie durch vorher festgelegte Klatschzeichen anzeigen
- Seitwärts gehen
- Hopserlauf mit Armkreisen
- Gehen und sich dabei einen Ball zupassen oder einen Luftballon zuspielen

Muckis oder Mandelpudding

Untersuchungen haben ergeben, dass heute rund 65 Prozent der Kinder im Alter zwischen neun und zwölf Jahren Haltungsschwächen aufweisen, die durch **schlecht ausgebildete Muskulatur** verursacht werden. Die größten Schwächen liegen dabei meist im Bereich der Haltemuskulatur, also der Muskelgruppen rund um Hüfte, Rumpf und Schultern. Mangelnde Funktionsfähigkeit dieser Muskeln ist die Folge, die auf lange Sicht eine **Überbelastung des Skeletts und seiner Gelenke** nach sich zieht. Chronische Rückenschmerzen und schmerzhafte Arthrosen sind daher im frühen Erwachsenenalter übergewichtiger Kinder nicht selten.

Krafttraining verbessert das »Muskelkorsett« Ihres Kindes, was neben dem Schutz des Haltungsapparats noch weitere Vorteile hat: Die Optimierung der Körperhaltung führt auch zu verbesserter Bewegungskoordination – und das wiederum fördert das Vertrauen in die eigenen Fähigkeiten und verhilft Kindern dann in der Regel ziemlich zügig zu gesteigertem Selbstbewusstsein. Zudem formen Muskeln die Figur besser als Fettröllchen, ebenso wird der Energieumsatz angehoben – in Muskelzellen wird nämlich Energie verbrannt. Ein günstiges Verhältnis von Fett und Muskeln zieht somit einen hohen Energieverbrauch nach sich, ein ungünstiges einen niedrigen; einfach gesagt: **Wer mehr Muskeln hat, darf auch mehr essen!**

Unser Kinder-Krafttraining ...

Unter Krafttraining verstehen Erwachsene fast immer das Training an Geräten und mit Gewichten. Das ist hier ausdrücklich **nicht** gemeint. Die Belastung mit dem eigenen Körpergewicht stellt im Kinder- und Jugendalter eine völlig ausreichende Belastung dar. Von einem Krafttraining an Geräten ist abzuraten, da das **Verletzungsrisiko** viel zu hoch ist: Die Zerstörung von Knorpel, Sehnen und Bändern ebenso wie eine zu hohe Belastung der einzelnen Gelenke sind bei noch nicht abgeschlossener Entwicklung ernst zu nehmende Gefahren.

DIE VORTEILE DES KRAFTTRAININGS AUF EINEN BLICK

- Verbesserung des Fett-Muskelverhältnisses und damit Erhöhung des Grundumsatzes
- Körpermodelling, d.h. strafferes Aussehen des Körpers, was zu höherem Selbstwertgefühl führt
- Bewegungsverhalten und Körpergefühl werden verbessert
- Gelenke und Wirbelsäule werden besser geschützt
- Die sportliche Leistungsfähigkeit wird gesteigert

▶

Schluss mit der Bewegungsmuffelei!
Erziehen Sie Ihr Kind zur Bewegung und gehen Sie auch hier mit gutem Beispiel voran. Wenn Sie bisher zu der Sorte Eltern gehörten, die Ihr Kind mit dem Auto zur Schule bringen und von dort auch wieder abholen, sollten Sie nun umdenken, denn gerade die Bewegung im Alltag, die zur Selbstverständlichkeit geworden ist, ist ein erster und deutlicher Schritt hin zu einem bewegteren Leben!

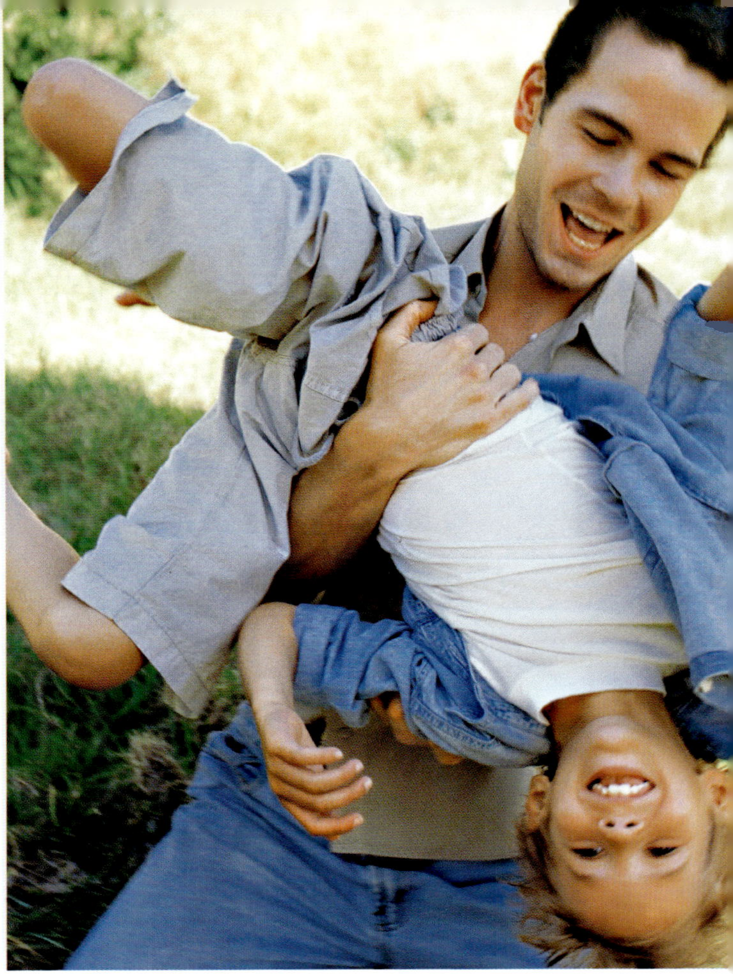

Es kann sogar bis zu einer **negativen Beeinflussung des Längenwachstums** kommen, wenn das Krafttraining an Geräten übertrieben und vor lauter Übereifer die Belastung entschieden zu hoch gewählt wird. Zudem ist bei Kindern vor dem 12. Lebensjahr aufgrund eines zu niedrigen Testosteronspiegels in der Muskelzelle ein deutlicher Muskelaufbau sowieso kaum möglich und nicht sinnvoll. Eine Muskelvergrößerung ist erst ab dem 12. bis zum 15. Lebensjahr durch angepasstes Krafttraining möglich.

Ziel des Krafttrainings ist die optimale Entwicklung vor allem des Halte- und Bewegungsapparates. Um dies zu erreichen, sollte es im Kindesalter mehr darauf ausgelegt sein, die **Intensität gering** zu halten (durch Belastung nur mit dem eigenen Körpergewicht) und dafür die **Wiederholungsrate** hoch anzusetzen. Dabei verändert sich schließlich die »Kraftqualität« der Muskulatur – der Muskel ist dann in der Lage, eine Kraft über einen längeren Zeitraum aufrechtzuerhalten.

... heißt McFit-Geheimprogramm!
Die Begriffe »Ausdauertraining« und »Krafttraining« werden Sie im 6-Wochen-Plan nicht mehr finden – sie sind eindeutig zu trocken für Kinder! Beides läuft unter dem Namen McFit-Geheimprogramm, und nicht nur deshalb, weil es sich einfach besser anhört. Die Kinder sollen vielmehr ganz im Geheimen an ihrer Kraft und Ausdauer arbeiten – um danach alle anderen damit zu überraschen. Ihr Kind und Sie sollen sechs Wochen lang keinem etwas davon erzählen, und Sie können sich sicher sein: Nach sechs Wochen Geheimtraining ist Ihr Kind dann in der Lage, aktiver am Sportunterricht teilzunehmen, Hindernisse leichter zu überwinden und viel mehr Spaß an Sport und Bewegung zu haben. Und die Hänseleien dürften auch bald verstummt sein. Als zusätzlicher Anreiz sollen die Fitnessgürtel und das **Punktesystem** dienen, mit dem sich Ihr Kind Belohnungen erarbeiten kann.

Bewegung im Alltag

Kommen wir nun noch zu meinem letzten Anliegen in Sachen Bewegung, bevor es mit dem 6-Wochen-Programm losgehen kann: Ich habe bereits die erschreckenden Zahlen erwähnt, die dokumentieren, wie lang (bzw. kurz) und wie oft (bzw. selten) sich Kinder im Allgemeinen bewegen. Schuld daran sind jedoch nicht nur fehlende sportliche Aktivitäten, sondern auch ein Bewegungsdefizit im Alltag.

Hierzu gehören zum Beispiel Besuche bei den Großeltern oder bei Freunden, die eigentlich zu Fuß oder mit dem Fahrrad erreicht werden könnten – und wo stattdessen der Bus, die Bahn oder die Eltern als Chauffeure herhalten müssen. Jede Strecke, die kürzer ist als fünf Kilometer, kann von älteren Kindern problemlos mit dem Fahrrad bewältigt werden, dafür braucht man weder Bus noch Auto! Und dazu zählt in den allermeisten Fällen der Schulweg, der Weg zum Freund, der nächste Bastelladen, die Fußgängerzone zum Bummeln ... Am häufigsten wird gerade dann das Auto genommen, wo man es eigentlich gar nicht bräuchte: Bei eben jenen Kurzstrecken, die lustvoller, stressfreier, gesünder und flexibler mit eigener Muskelkraft bewältigt werden könnten.

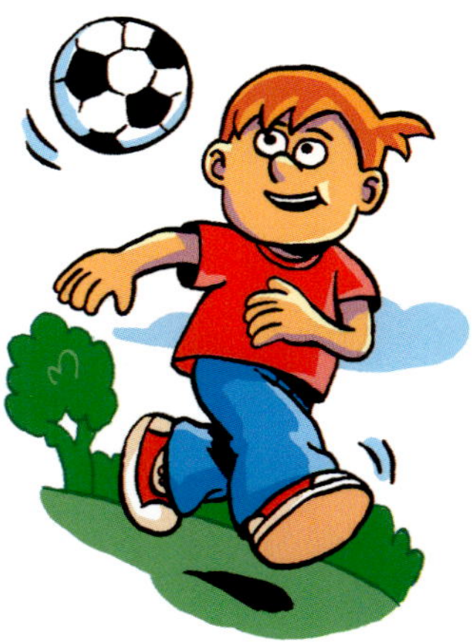

Aber nicht nur die zukünftig mit Muskelkraft zurückgelegten Kurzstrecken zählen zur Bewegung im Alltag: Wenn beispielsweise die Schule Ihres Kindes tatsächlich zu weit weg ist oder die Strecke über keine vernünftigen Fahrradwege verfügt – es also triftige Gründe gibt, nicht mit dem Fahrrad zur Schule oder zur besten Freundin zu fahren –, dann heißt es ab jetzt: **zwei Bus- oder U-Bahnstationen früher aussteigen und zu Fuß gehen.** Über Wochen und Monate betrachtet, kommt da ziemlich viel »Bewegung im Alltag« zusammen.

Das dritte Bewegungsplus im Alltag ist das **Treppensteigen**. Zügig und schwungvoll bringt Treppensteigen eine ganze Menge für das Herz-Kreislauf-System – natürlich nur dann, wenn es kein einmaliger »Ausrutscher« bleibt, sondern als ständige Alternative zu Lift & Co. Statt stickigem Aufzug heißt es also ab heute: »Hallo Treppenhaus – Mal gucken, wer schneller ist!« In den nun folgenden jeweiligen Wochenprogrammen findet auch die Alltagsbewegung ihren angemessenen Platz; mit ihr lassen sich wertvolle Bonuspunkte sammeln – und vielleicht sind es gerade die, die Ihrem Schützling noch fehlen, um endlich an den lang ersehnten Pulli zu kommen ...

Doch bevor Sie jetzt wirklich loslegen, noch einen Tipp:

Ganz am Anfang: der Arztbesuch
Um bei Ihrem Nachwuchs auf Nummer sicher zu gehen, sollten Sie vor unserem 6-Wochen-Programm auf jeden Fall einen Arzt aufsuchen, und den Gesundheitszustand Ihres Schützlings gründlich überprüfen lassen. Das 6-Wochen-Programm ist nur etwas für gesunde Kinder. Bei Kindern, die durch das Übergewicht bereits krank geworden sind, sollten Sie mit Ihrem Arzt besprechen, was nun zu tun ist.

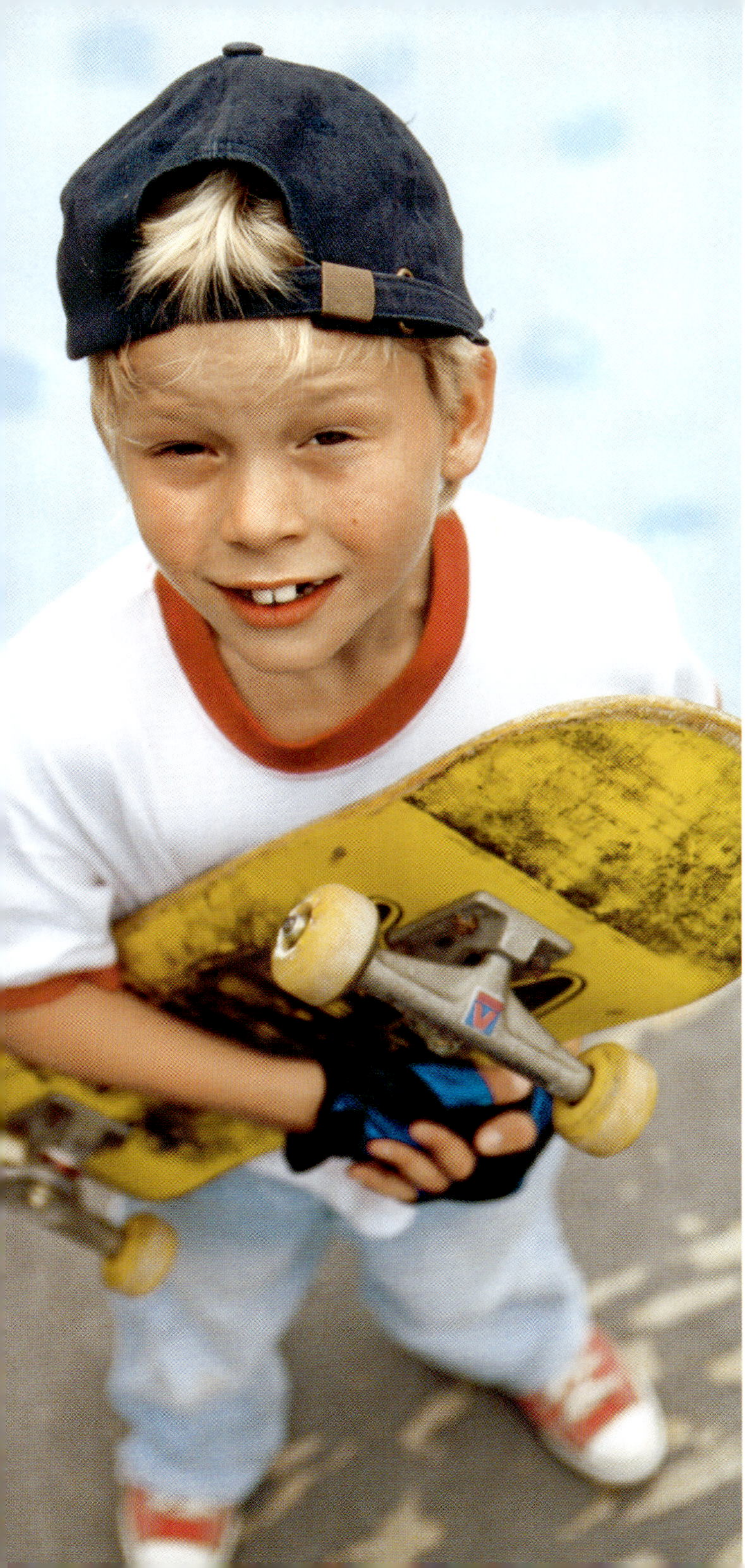

DAS 6-WÖCHIGE BONUSPROGRAMM

So, haben Sie alle Aufgaben ausgeführt?

Nur zur Erinnerung, das waren ...

- Vertrag aufsetzen und zusammen mit Ihrem Kind Ziele mit Teilzielen festlegen (siehe Seite 22) ✓
- Kühlschrank-Check (siehe Seite 9) ✓
- Das Vorab-Wochenprotokoll (siehe Seite 47) ✓
- Das Basteln des Esssäckchens mit Lebensmittelkärtchen (siehe Seite 46 ff.) ✓
- Das Probelegen der Lebensmittel-Pyramiden (siehe ab Seite 51) ✓
- Das Erstellen der Bonuspunkteliste, der Punktabzugsliste und der Belohnungsliste (siehe Seite 36/37) gemeinsam mit Ihrem Kind – wobei Sie natürlich auch unseren Beispielen folgen können ✓

Nur, wenn Sie hinter jeden dieser Punkte ein Häkchen machen können, haben Sie und Ihr Kind das nötige Rüstzeug für unser 6-wöchiges Bonusprogramm; nur so kann das Vorhaben ein Erfolg werden. Ich weiß, die Protokollwoche wollen die wenigsten von Ihnen ... Schließlich haben Sie sich das Buch gekauft, und nun soll es endlich losgehen mit dem Abnehmen. Wer hoch motiviert ist, will doch keine alten Fehler mehr protokollieren. Ist ja auch nicht so dringend erforderlich ... Aber da täuschen Sie sich! Die Protokollwoche ist äußerst wichtig. Nur so können Sie den althergebrachten und daher bislang unbemerkten Ernährungssünden und Bewegungsdefiziten auf die Spur kommen ...

DIE 1. WOCHE: JETZT BLOSS NICHT ÜBERTREIBEN!

Sie haben nun die Protokollwoche hinter sich und dort dürfte Ihnen und Ihren Kindern das eine oder andere Licht aufgegangen sein – sowohl, was die Ernährung angeht als auch, was die Bewegung betrifft. Unter der Rubrik »Wie habe ich den Tag verbracht?« dürften viel zu oft Fernsehen, Gameboy & Co. aufgetaucht sein, viel zu selten dagegen »Fahrrad fahren«, »Fußball spielen« oder »zum Leichtathletikverein gehen«. Und die Ernährungssünden sind sehr wahrscheinlich der zu hohe Fleisch- und Fettkonsum, die täglichen Süßigkeiten in Form von Schokolade, Keksen, Kuchen oder Eis und die vielen Naschereien zwischendurch. Das zu ändern, damit geht es jetzt los – von nun an arbeiten wir schwerpunktmäßig. Die Schwerpunkte der 1. Woche sind ...

Vitamine und Bauch!

Zuerst lenken Sie bitte Ihr Augenmerk auf das Protokoll auf der nächsten Seite. Führen Sie es gewissenhaft und jeden Tag, es dient der Kontrolle und Übersicht. Wenn an einem Tag weder Sie noch Ihr Kind mit der Umsetzung der gesteckten Ziele zufrieden waren, dann wird es genauso schwarz auf weiß festgehalten wie auch die Tage, an denen alles rund lief.

Prinzipiell gilt als Richtwert: An vier Tagen der Woche sollte alles okay sein. Da sollte Sport und Bewegung auf dem Programm gestanden haben und die Lebensmittelpyramide ihren Namen auch verdienen. Utopisch ist es, wenn Sie sieben Tage lang die perfekte Pyramide bauen und die maximale Bonuspunktzahl erreichen wollen. Das hält kein Erwachsener durch und erst recht kein Kind.

Gerade in der ersten Woche ist die Gefahr ziemlich groß, dass Sie und Ihr Schützling übermotiviert an die Sache herangehen. Allerdings haben rigorose Änderungen und asketischer Verzicht oft den Nachteil, dass Rückfälle auf dem Fuße folgen und man nach spätestens einer Woche restlos alle Lust an der Askese verloren hat. Eine weitere Gefahr dabei ist, dass es zu Unterversorgungen kommt, was natürlich auf jeden Fall vermieden werden sollte. Verzichten Sie also nicht ganz auf Fett! Fett ist wichtig, um viele Vitamine überhaupt erst nutzen zu können. Also: Fett reduzieren ist die Devise, nicht völlig ohne Fett auskommen. Gönnen Sie Ihrem Kind auch die eine oder andere Süßigkeit – in Maßen.

Den folgenden Wochenplan sollten Sie kopieren und an den Kühlschrank oder das schwarze Brett heften. So können Sie und Ihr Kind ihn immer sehen und gemeinsam ausfüllen. Hier also, zum Eingewöhnen, der erste Wochenplan ...

▶

Stellen Sie die Ernährung nicht zu rigoros um. Wie Sie an der Ernährungspyramide gesehen haben, ist ein süßer oder ein fetter Snack pro Tag sogar eingeplant.

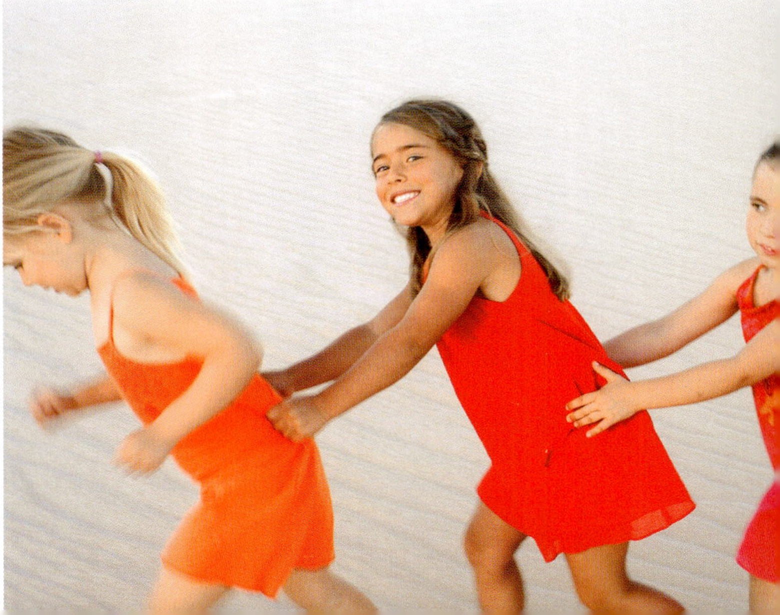

WOCHENPLAN 1

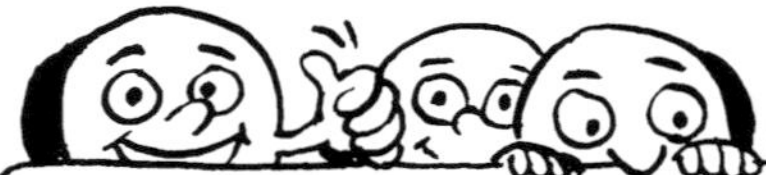

	MONTAG	DIENSTAG	MITTWOCH	DONNERSTAG	FREITAG	SAMSTAG	SONNTAG
Hast du alles, was du gegessen hast, in dein Esssäckchen gepackt?							
Hast du auch an alle Getränke gedacht?							
Kam dabei eine Pyramide heraus?							
Warst du heute mit dir zufrieden?							
Waren deine Eltern mit dir zufrieden?							
Hast du mindestens 2 Portionen Obst gegessen?							
Hast du mindestens 2 Portionen Gemüse gegessen?							
Hast du Vollkornprodukte gegessen?							
Hast du auf Süßigkeiten verzichtet?							
Hast du das Geheimprogramm konzentriert absolviert?							
Hast du höchstens 1 Stunde ferngesehen?							
Hast du höchstens 1 Stunde vor dem Rechner gesessen?							
Bist du mit dem Rad zur Schule gefahren oder beim Bus zwei Stationen früher ausgestiegen?							
Hast du statt Lift und Rolltreppe deine Beine benutzt?							
Hast du die Wissensfrage der Woche richtig beantwortet?							
Durch welche anderen Aktivitäten hast du Bonuspunkte gesammelt?							
Wie viele Bonuspunkte hast du heute insgesamt gesammelt?							

Wie viele Bonuspunkte hast du in dieser Woche insgesamt, also auch mit den Punkten des Geheimprogramms, gesammelt?

Was wünschst du dir dafür?

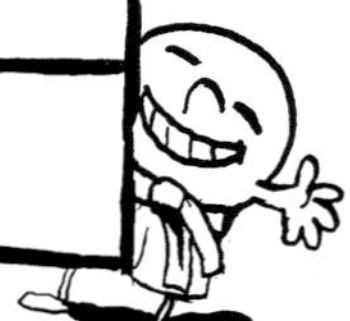

Was bleibt dann noch übrig?

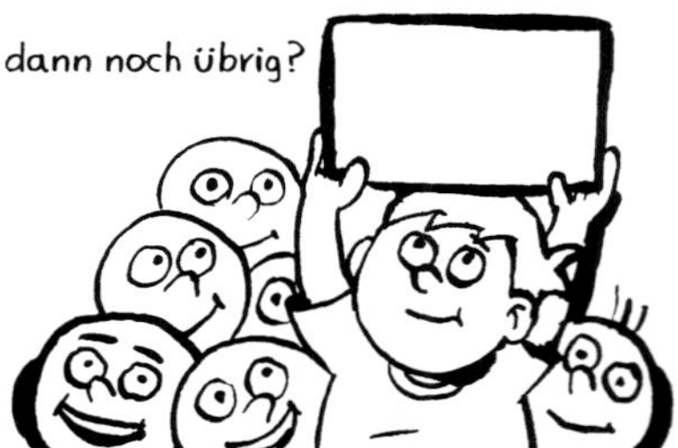

Übertrage alles in den großen 6-Wochen-Plan!

Fitnessschwerpunkt Bauch

Der Startschuss ist gefallen: **Auch das McFit-Geheimprogramm geht in die erste Woche!** Doch bevor Sie und Ihr Kind loslegen, hier zunächst ein paar Trainingsgrundregeln, die für alle McFit-Übungen gelten. Also: merken!

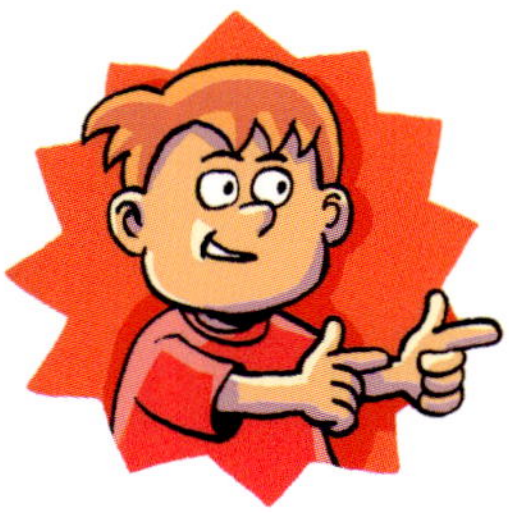

Die wichtigsten Stichpunkte für die Fitnessübung!	
Wie oft pro Woche?	2-4
Wie viele Wiederholungen?	8-15
Wie viele Wiederholungen der Übungseinheiten?	1-2
Wie lange Pausen?	1-3 min.

So ein dicker Bauch kann ganz schön auf die Nerven gehen, denn er sieht einfach nicht gut aus. Die Speckröllchen rund um die Taille haben aber auch noch einen weiteren Nachteil: Sie sind äußerst gesundheitsschädlich! Deshalb wollen wir diese Woche verstärkt die Bauchmuskeln trainieren:

1. Übung: Fit-Tipp

Diese Übung dient den geraden Bauchmuskeln: Das Kind liegt in Rückenlage und mit aufgestellten Füßen auf dem Boden, die Knie sind angewinkelt. Zwischen den Beinen klemmt ein Ball. Nun den Kopf anheben und die Schulterblätter so weit vom Boden lösen, dass der Ball mit den Fingerspitzen berührt werden kann. Bitte achten Sie darauf, dass die Übung laaangsaaaam ausgeführt wird. So ist sie ungleich effektiver!

Übung 8-15 x wiederholen, dann 1 bis 3 Minuten Pause und das Ganze wiederholen.

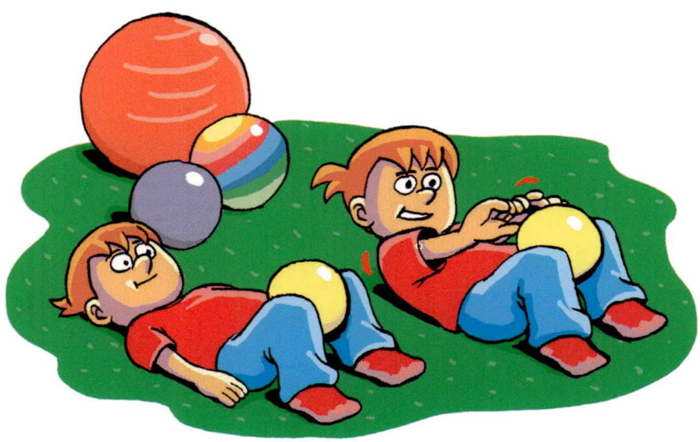

2. Übung: Fit-Quer

Diese Übung ist eine Variation der ersten und dient nun den schrägen Bauchmuskeln sowie der Koordination und Reaktion. Das Kind soll den Ball nehmen und aus der Rückenlage heraus den Oberkörper schräg aufrichten. Der Ball soll Ihnen dann 8 x rechts und 8 x links zugepasst werden. Danach soll das Kind den Ball fangen und den Oberkörper wieder senken. Am besten ist es, wenn der Oberkörper wieder ganz langsam gesenkt wird, nie vollständig auf dem Boden zu liegen kommt, sondern eine Grundspannung beibehalten wird.

Jede Seite 8 x wiederholen, dann 1-3 Minuten warten und das Ganze wiederholen.

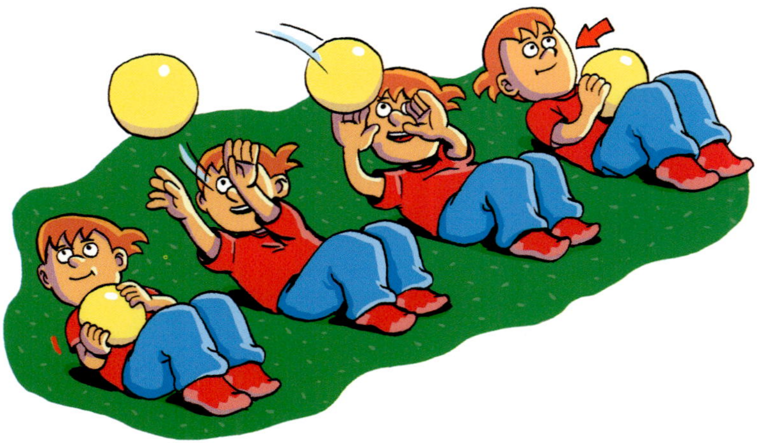

3. Übung: Schleich dich an!

Die Übung dient dem Bauch, aber auch den Schultern und dem Rücken. Das Kind befindet sich im Unterarmstütz. Dabei sind die Knie angewinkelt, die Füße auf dem Ballen aufgestützt. Nun werden die Knie minimal vom Boden abgehoben.

Jedes Knie 15 x abheben, 1-3 Minuten warten, danach wiederholen.

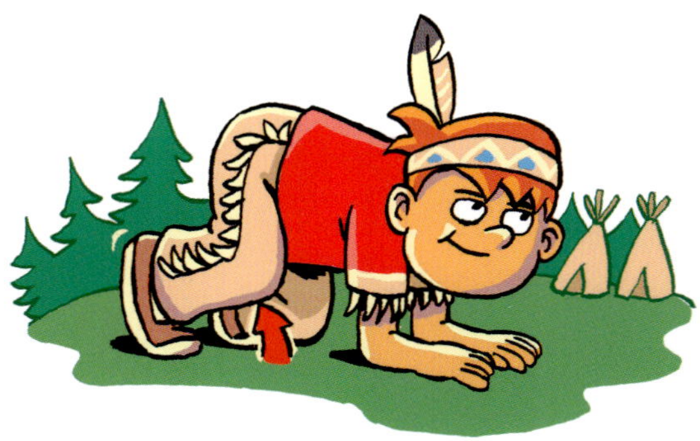

Vergessen Sie nicht: Es ist die erste Woche und Ihr Kind hat solche Übungen vielleicht noch nie gemacht. Deshalb: Loben Sie es, zählen Sie mit, motivieren Sie Ihr Kind, wo es nur geht. Sehr hilfreich kann es auch sein, die Lieblingsmusik Ihres Kindes dabei laut aufzudrehen.

4. Übung: Biker

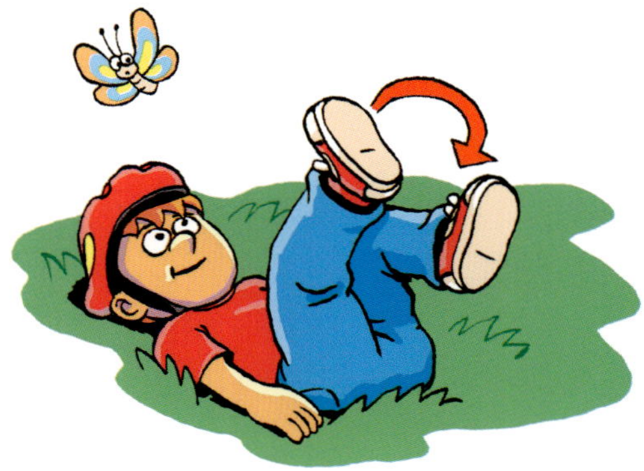

Diese Übung dient natürlich wieder dem Bauch – allerdings wird er nicht so stark beansprucht. Dafür wird hierbei zusätzlich die Koordination des Kindes trainiert. Es liegt entspannt auf dem Rücken, streckt dann beide Beine in die Höhe und beginnt mit dem Fahrradfahren. Sie können durch Klatschen vom Vorwärts- in den Rückwärtsgang umstellen.
Das Ganze soll 3 Minuten dauern, nach 1-3 Minuten Pause kann dann die Wiederholung einsetzen.

Während der Pausen ist es gerade bei den Bauchmuskelübungen sehr angenehm, wenn sich das Kind ganz entspannt und sanft auf den Bauch klopft. Die Betonung liegt jedoch auf sanft! Achten Sie auch verstärkt darauf, dass Ihr Kind immer schön gleichmäßig atmet. Beim Hochkommen ausatmen und beim Runterkommen einatmen – daran sollten Sie es immer wieder erinnern, denn allzu häufig hält man bei ungewohnter Anstrengung und Bewegung den Atem an ...
Bei allen Bauchübungen ist es äußerst wichtig, darauf zu achten, dass nicht der Kopf, sondern der **Körper** angehoben wird. Man läuft leicht Gefahr, mit hinter dem Kopf verschränkten Armen zu versuchen, den Kopf nach vorne zu ziehen und so die Halswirbelsäule zu stark zu belasten. Besser, als die Arme hinter dem Kopf zu verschränken, ist es, sie locker über der Brust zu kreuzen. Achten Sie darauf, dass die Halswirbelsäule gerade bleibt!

Jetzt geht es um Ausdauer ...

Kommen wir nun zum **Ausdauerteil des Geheimprogramms:** Hier gibt es von nun an immer den Motivationstrick, ein Spiel oder eine Übung der Woche, durch die Sie eine der zwei Einheiten als kurzweiliges Erlebnis gestalten können. Eine der wöchentlichen Einheit sollte zwar auf jeden Fall als klassisches Ausdauertraining angegangen werden – was bedeutet, dass hier der Puls konstant hoch bleibt und so zu einer deutlichen Verbesserung der Ausdauerleistung beiträgt. Die andere Einheit kann dagegen auch ein Spiel sein; das hält die Motivation aufrecht und erleichtert es, sich an die Trainingseinheiten zu gewöhnen und das Trainingsgerät Fahrrad mit Spaß näher kennen zu lernen. Diese Woche ist es:

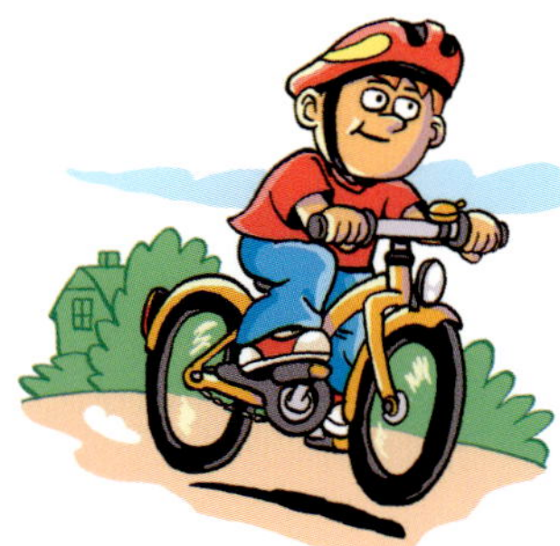

Memory

Packen Sie ca. zehn bis 15 Tierbilder ein, bekannte Fußballspieler oder etwas anderes, für das sich Ihr Kind interessiert. Legen Sie die Bilder am Startpunkt Ihrer ersten Tour aus. Nun soll Ihr

DAS SUPERKID-McFIT-GEHEIMPROGRAMM FÜR DIE 1. WOCHE

DEINE AUFGABEN IN DIESER WOCHE	ERFÜLLT? JA/NEIN	WIE HAST DU DICH GEFÜHLT? HAT ES SPASS GEMACHT?	PUNKTE
1 x Radfahren, mind. 20 min. am Stück (2 Punkte)			
1 x »Memory«, mind. 20 min. am Stück (2 Punkte)			
2 x »Fit-Tipp«, 8-15 Wiederholungen, 2 Sätze (2 Punkte)			
2 x »Fit-Quer«, 8-15 Wiederholungen, 2 Sätze (2 Punkte)			
2 x »Schleich dich an«, 15 Wiederholungen, 2 Sätze (2 Punkte)			
2 x »Biker«, 3 Minuten, 2 Wiederholungen (2 Punkte)			
Gesamtpunktzahl:			

Kind mit dem Rad erst einmal ganz konzentriert 3-4 Minuten umherfahren und in dieser Zeit versuchen, sich die Bilder genau einzuprägen. Dann geht es für 15-20 Minuten auf die kleine Tour. Am Zielpunkt dann sollen möglichst viele Namen oder Bilder aufgezählt werden.

Wenn Sie vorher mit Ihrem Kind ausmachen, dass beim korrekten Aufzählen von mehr als der Hälfte der Bilder ein Bonuspunkt fällig wird, dann ist der Anreiz noch etwas höher ...

Und weil wir nach dem 1. Wochenplan bereits in Übung sind, gibt es oben zum Ausfüllen den ersten Geheimtrainingsplan ...

Info: Vitamine

Vitamine – übersetzt in »Speiseplan-Sprache« heißt das natürlich: Obst und Gemüse – bilden den Wochenschwerpunkt im Bereich Ernährung. Das ist auch bitter nötig, denn viele Kinder, selbst die Übergewichtigen, leiden unter Vitaminmangel. Gut, in den Pommes und der Schokolade sind auch wenige enthalten. Das ist ein ernst zu nehmendes Problem, denn Vitamine sind, wie das Wort »vita« – »Leben« – schon andeutet, lebensnotwendig. Sie steuern wichtige Abläufe im Körper und vermindern nachgewiesenermaßen das Krebsrisiko.

Generell unterscheidet man zwischen wasserlöslichen Vitaminen, zu denen Vitamin C, B_1, B_2, B_6, B_{12}, Biotin, Folat und Niacin gehören, und fettlöslichen, zu denen Beta-Karotin, Vitamin D, A, E und K gezählt werden. Mit **mindestens je zwei Portionen** frischem Obst und Gemüse täglich tun Sie Ihrem Kind also gleich einen doppelten Gefallen: Zum einen machen Obst und Gemüse – wenn Sie nicht mit Sahnehaube oder Béchamelsauce verziert werden – nicht dick, zum anderen sind sie gesund. Sie sind gut für das Immunsystem, gut für die Blutwerte, sogar gut für Bänder und Sehnen.

Doch gerade, wenn Ihr Kind zukünftig ausreichend bei diesen gesunden Alleskönnern zulangen soll, verlangt das von Ihnen als Eltern bei Zubereitung und Präsentation größeren Erfindungsreichtum. Denn: Viele Kinder – und gerade die übergewichtigen – greifen ungern zu Möhre oder Apfel. Was also tun, wenn die Kleinen partout kein Obst oder Gemüse essen wollen?

Die große Fruchtcocktailprobe
In dieser Woche soll deshalb zur **Fruchtcocktailprobe mit Milchshake-Raten** geladen werden. Am besten findet der Cocktailempfang in größerer Runde statt, also mit der ganzen Familie oder auch mit Freunden. Bei dieser Gelegenheit kann man die Freunde auch direkt einweihen, warum auf einmal ominöse Kärtchen in ein Säckchen wandern. Neugierig genug werden sie wahrscheinlich sein.

Bei der Probe werden von jedem Teilnehmer aus einer Vielzahl von
- Obst
- Milch und Milchprodukten (wie Kefir, Buttermilch oder Joghurt) und
- möglichen weiteren Zutaten (wie Getreideflocken oder Mandelmehl)

Milch-Fruchtcocktails gemixt. Nacheinander kommt jeder einmal dran und darf seiner Kreativität freien Lauf lassen. Das Ganze könnte zu einem **monatlichen Ritual** ausgebaut werden, bei dem je nach Saison die Früchte wechseln. Und ob nun im Frühjahr der Erdbeer-Vanille-Shake mit Minzblättchen oder im Winter die Apfel-Mandel-Buttermilch zum »Shake des Monats« gekürt werden, das entscheidet die Jury per »Plus« oder »Minus«, die sie auf Zettelchen schreibt und dem jeweiligen Shake zuordnet.

Aber auch ein **Milchshake-Raten** kann den Nachwuchs für Obst begeistern. Hierfür könnte als Grundrezept z.B. dienen:
- 150 ml fettarme Milch
- 1 Hand voll klein geschnittenes Obst, nach Belieben
- 1 weitere Zutat ...

Der Mixer kennt die Lösung, alle anderen müssen raten: Welche Früchte sind drin? Welche zusätzliche Zutat ist beigefügt worden? Ist es Vanille? Oder sind es gemahlene Mandeln? Oder ein Schuss Buttermilch?

Auf diese spielerische Art und Weise müssten Sie eigentlich auch den obstfeindlichsten Nachwuchs davon überzeugen können, dass Obst nicht langweilig ist.

WEITERE TIPPS FÜR DEN OBST- UND GEMÜSEKONSUM

Kinder basteln Obst- und Gemüsetafeln für die Küche
Zunächst stellen die Kinder zwei Listen mit Obst und Gemüse zusammen, die in folgende Kategorien eingeteilt sind:
Das,

- ... was sie gerne mögen,
- ... was sie bereit wären, zu probieren,
- ... was sie gar nicht mögen.

Diese Liste dient dann als Vorlage für ein großes Küchenposter: Die ausgesuchten oder verschmähten Früchte- und Gemüsesorten werden aus Werbeblättern der Supermärkte oder Zeitungen ausgeschnitten und die Bildchen mit entsprechender Beschriftung oder unter der entsprechenden Rubrik auf ein Stück alte Tapete geklebt und in die Küche gehängt. So hat man sie immer vor Augen und kann sie leicht von Zeit zu Zeit aktualisieren, denn vielleicht haben sich ja bereits Vorlieben geändert oder neue Geschmackstrends ergeben. Es könnte zum Beispiel sein, dass Paprika früher völlig verschmäht wurde – nun aber die Paprika-Thunfisch-Sauce von Seite 81 so toll schmeckt, dass zumindest gekochte Paprika jetzt vorstellbar wäre.

Kaufen Sie gemeinsam mit Ihrem Kind ein und stellen Sie das Obstkörbchen und die Gemüsetüte zusammen.
Wenn nicht schon vorhanden, dann können Sie mit den Kindern gemeinsam einen Ort für das Obstkörbchen aussuchen. Es sollte leicht zugänglich sein und dort stehen, wo es auffällt, z.B. auf der Küchentheke oder auf dem Esszimmertisch. Denn: Wenn ein Körbchen mit appetitlichen Anreizen immer präsent ist, dann wird auch öfter zugegriffen.

Dasselbe gilt auch für Gemüse: Eine Portion Gemüse passt eigentlich zu fast jeder Mahlzeit – entweder püriert und versteckt in Sauce, Suppe oder Eintopf, als Salatbeilage, gedünstet oder roh in Stifte geschnitten und mit leckerem Dip (z.B. 2-3 Essiggurken klein würfeln, 4 geh. EL Magerquark mit Gurkenwasser glattrühren, die Gurkenwürfel untermischen, mit Kräutersalz abschmecken) serviert. Es kann aber auch sehr hilfreich sein, zwecks Steigerung des gesunden Genusses zur Ausstechform zu greifen. So werden aus langweiligen Apfelschnitzen und Kohlrabistücken attraktive Snacks in Herz- oder Sternchenform.

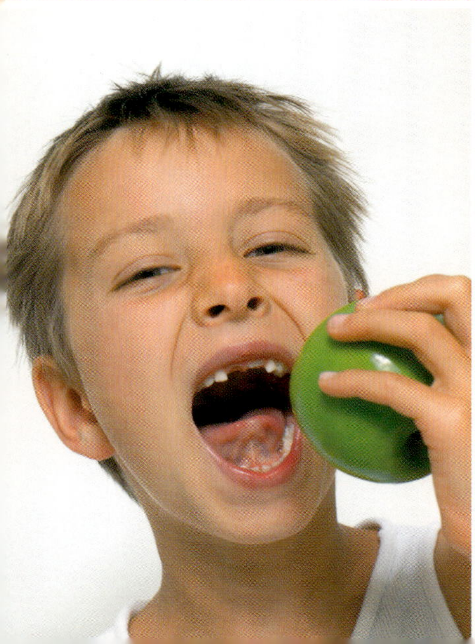

Die fantastischen 4! Vier supereinfache und leckere Obst- und Gemüserezepte

FRUCHTAUFSTRICH NEKTARINE

(für 4 Portionen)

1 reife Nektarine
50 g fettreduzierter Frischkäse
1 Spritzer Zitronensaft

Die Nektarine waschen, halbieren und entkernen. Pürieren Sie in einem Becher die eine Hälfte zusammen mit dem Frischkäse und dem Zitronensaft und schneiden Sie die andere Hälfte in Scheiben. Bestreichen Sie nun ein Brot mit einer Portion Fruchtaufstrich und legen Sie die Nektarinenspalten obenauf. Der Rest hält sich mit Frischhaltefolie abgedeckt zwei Tage im Kühlschrank, lässt sich aber auch zu einem leckeren Obstdip variieren. Für diesen Fruchtaufstrich eigenen sich übrigens auch ganz vorzüglich statt der Nektarine vier Aprikosen. Probieren Sie auch andere Obstsorten.

Und so wird's ein leckerer Obstdip: Verrühren Sie den restlichen Fruchtaufstrich mit 2 geh. EL Naturjoghurt und 1 TL Ahornsirup. Fügen Sie je nach Geschmack eine Prise Zimt hinzu und servieren Sie dazu Apfel- und Nektarinenspalten.

TRINKFRÜHSTÜCK FÜR FRÜHSTÜCKSMUFFEL: NEKTARINENSHAKE

(für 1 Glas)

1 Nektarine
150 ml fettarme Milch
einige Tropfen Vanille-Aroma oder Vanillemark aus der Vanilleschote
evtl. 1 geh. EL Schmelz- oder blütenzarte Haferflocken

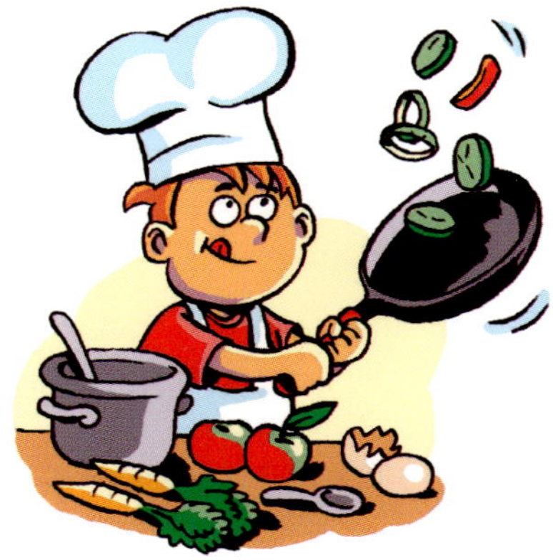

Waschen Sie die Nektarine und schneiden Sie sie in kleine Stücke. Pürieren Sie sie mit den übrigen Zutaten. Zusammen mit den Haferflocken ist das ein richtiger Sattmacher.

PAPRIKA-THUNFISCH-SAUCE

(für 4 Portionen)

1-2 rote Paprika (200 g geputzte Ware)
1 mittelgroße Zwiebel
1 Knoblauchzehe
1 EL Rapsöl/Olivenöl zum Braten
1 gestr. TL Instant-Gemüsebrühe
2 geh. EL Tomatenmark
1 Dose Thunfisch im eigenen Saft, abgetropft
1 geh. EL Frischkäse mit Joghurt
1/2 gestr. TL Kräuter der Provence
1 TL Kräutersalz
1/2 gestr. TL Paprikapulver, mild
1 Msp. Zimt

Die Paprika halbieren, putzen und mit Wasser innen und außen säubern. Schneiden Sie danach die Paprika in große Stücke, schälen und vierteln Sie die Zwiebel, schälen und halbieren Sie den Knoblauch. Erhitzen Sie dann das Öl in einem Topf, fügen Sie die Paprika und die Zwiebelstücke dazu und schwitzen Sie

beides unter Rühren kurz an. Anschließend geben Sie eine Tasse Wasser hinzu und dünsten alles mit geschlossenem Deckel ca. 5 Min. lang. Nun die Gemüsebrühe einstreuen und das Tomatenmark unterrühren. Alles in einen hohen Becher füllen, Knoblauch hinzufügen und durchpürieren. Die Sauce wieder auf den Herd stellen, den abgetropften Thunfisch und den Frischkäse unterrühren, mit Salz und Gewürzen abschmecken – fertig.
Als Pasta gibt's Vollkornspaghetti.

VERLÄNGERTES RÜHREI

(für 4 Portionen)

1 Zwiebel
1 Knoblauchzehe
200 g Zucchini
1 gelbe Paprika oder 2 Tomaten
1 TL Olivenöl
4 Eier
etwas fettarme Milch
1 TL Tomatenmark
Salz, frisch gemahlener Pfeffer

Schälen Sie die Zwiebel und den Knoblauch und schneiden Sie beides in kleine Würfel. Die Zucchini und die Paprika waschen, putzen und grob raspeln. Lassen Sie nun die Zwiebel- und Knoblauchwürfelchen in Öl glasig werden, fügen Sie dann die Gemüseraspel dazu und dünsten Sie sie unter Wenden an. Verrühren Sie die Eier mit der Milch und dem Tomatenmark, würzen Sie die Masse mit Salz und Pfeffer und gießen Sie sie anschließend in die Pfanne. Bei mittlerer Hitze einige Minuten stocken lassen und mit Brot servieren.

Und so wird's eine Spaghetti-Torte als Mittagsmahlzeit: Brechen Sie 150 Gramm Vollkornspaghetti in der Mitte durch, kochen Sie sie oder nehmen Sie die Reste vom Vortag, mischen Sie sie in der Pfanne mit dem Gemüse und gießen Sie dann die Eiermasse darauf.

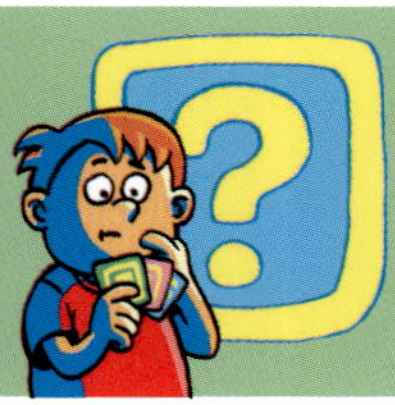

DAS KINDERQUIZ DER WOCHE

Welche dieser Namen bezeichnen Obstsorten? Kleiner Tipp: Es sind vier! – Gehe mit deiner Mutter auf den Markt und finde es heraus! Die Antwort findest du auf Seite 141.

Rote Beete	Granatapfel
Kaki	Mangold
Pastinake	Kiwi
Chicorée	Aubergine
Portulak	Kumquats

GEMÜSESAUCE ALLERLEI

Neben Gemüse als Rohkost oder als Salat ist eine schnelle Gemüsesauce für Kinder der Hit. Für vier Personen benötigt man ca. 600 bis 700 Gramm Gemüse und 1-2 Zwiebeln. Das Gemüse und die Zwiebeln in Würfel schneiden und alles in wenig Öl andünsten. Dann etwas Wasser hinzufügen und im geschlossenen Topf fertig garen. Das bissfeste Gemüse wird mit der Restflüssigkeit püriert und die so entstandene Sauce mit Kräutern, Salz und Pfeffer abgeschmeckt sowie mit ein bisschen saurer Sahne, Schmand oder einem Esslöffel gemahlener Nüsse verfeinert. Schmeckt zu Nudeln, Reis und Kartoffeln!

DIE 2. WOCHE: GANZ SO EINFACH IST ES NICHT

Habe ich es schon erwähnt? Es ist toll, dass Sie und Ihr Kind sich entschlossen haben, etwas in Ihrem Leben zu verändern! Viele andere schaffen es nicht, sich zu diesem Vorhaben durchzuringen und verschieben es immer auf morgen, die Schulferien oder nächstes Jahr. Ein solches Ziel erfordert eben auch eine ganze Menge Mut und Willenskraft. Sie können wirklich stolz auf sich sein ...

Aber eins ist auch klar: Zwischen Vorsatz und Ziel ist noch ein gutes Stück Wegstrecke zu überwinden. Immer wieder gibt es Tücken und Motivationsschwächen, auf die man sich einstellen muss. Aber Hürden sind nun einmal dazu da, um überwunden zu werden. Führen Sie sich und Ihrem Kind immer wieder vor Augen, was auf dem Spiel steht und was es als Belohnung – neben den vielen kleinen Belohnungen auf der Wunschliste – gibt.

Und da wären: Gesundheit, Wohlbefinden, Spaß an vielen Dingen, die vorher gar nicht möglich waren. Und in Anbetracht solch hoher Werte kann man dann auch etwas leichter widerstehen gegen die Verführer-Snacks, Pommes oder Süßigkeiten und die Zähne zusammenbeißen. Zur Belohnung bieten sich auch ganz andere Dinge an. Ein Spielnachmittag, ein kleiner Ausflug, ein Kinobesuch. Gerade in der 2. Woche ...

Damit Sie und Ihr Kind auch weiterhin schön den Überblick behalten, gibt's auf der nächsten Seite wieder den Wochenplan zum Kopieren, Aufhängen und Eintragen.

Die Wochenschwerpunkte dieser Woche sind ...

Kohlenhydrate, Ballaststoffe und Rücken.

WOCHENPLAN 2

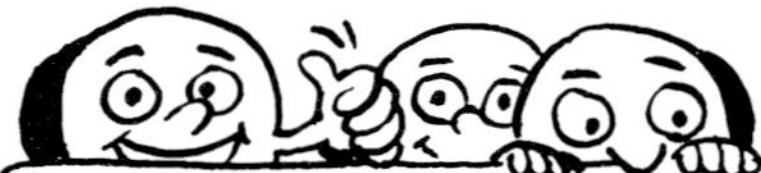

	MONTAG	DIENSTAG	MITTWOCH	DONNERSTAG	FREITAG	SAMSTAG	SONNTAG
Hast du alles, was du gegessen hast, in dein Esssäckchen gepackt?							
Hast du auch an alle Getränke gedacht?							
Kam dabei eine Pyramide heraus?							
Warst du heute mit dir zufrieden?							
Waren deine Eltern mit dir zufrieden?							
Hast du mindestens 2 Portionen Obst gegessen?							
Hast du mindestens 2 Portionen Gemüse gegessen?							
Hast du Vollkornprodukte gegessen?							
Hast du auf Süßigkeiten verzichtet?							
Hast du das Geheimprogramm konzentriert absolviert?							
Hast du höchstens 1 Stunde ferngesehen?							
Hast du höchstens 1 Stunde vor dem Rechner gesessen?							
Bist du mit dem Rad zur Schule gefahren oder beim Bus zwei Stationen früher ausgestiegen?							
Hast du statt Lift und Rolltreppe deine Beine benutzt?							
Hast du die Wissensfrage der Woche richtig beantwortet?							
Durch welche anderen Aktivitäten hast du Bonuspunkte gesammelt?							
Wie viele Bonuspunkte hast du heute insgesamt gesammelt?							

Hast du es diese Woche geschafft, den weißen Fitnessgürtel zu erringen? Denk an die Extrapunkte!

Wie viele Bonuspunkte hast du insgesamt in dieser Woche gesammelt, mit Geheimprogramm und Fitnessgürtel?

Was hast du dir dafür ausgesucht?

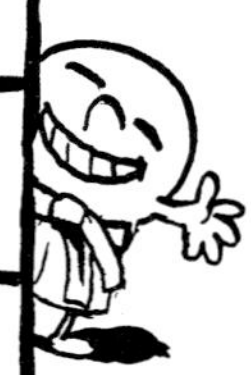

Wie viele Punkte sind noch übrig geblieben?

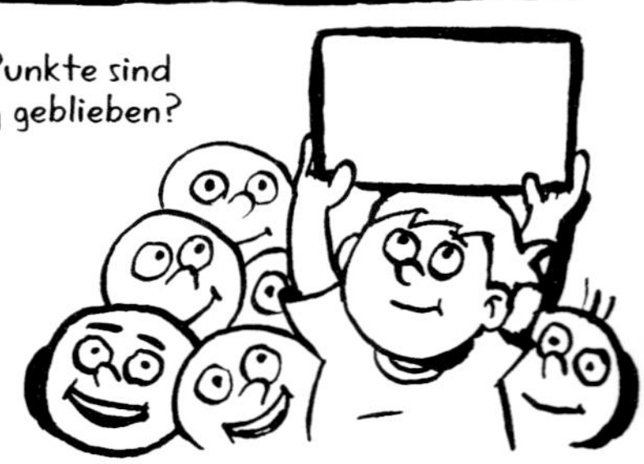

Übertrage alles in den großen 6-Wochen-Plan!

Fitnessschwerpunkt Rücken

Eine intakte Bauch- und Rückenmuskulatur unterstützt und entlastet die Wirbelsäule und sorgt so dafür, dass Bewegung auch in Zukunft nicht zur Qual wird. Haben wir letzte Woche besonders die Bauchmuskulatur trainiert, wird nun verstärkt die Rückenmuskulatur beansprucht.

Übung 1: Brücken bauen

Diese Übung stärkt nicht nur die Rückenmuskulatur, auch der Po und die Beinrückseite werden beansprucht. Und so geht's:

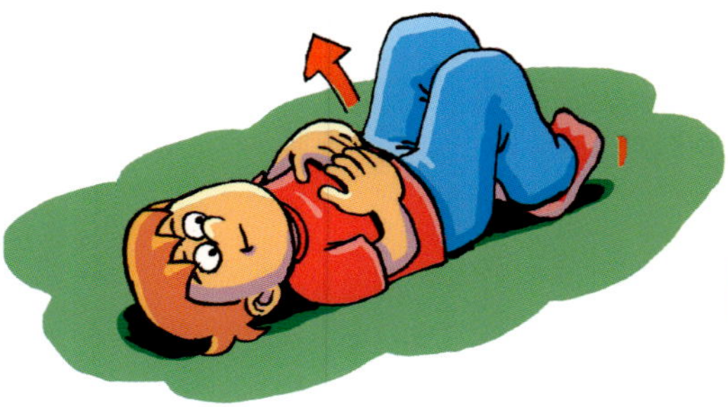

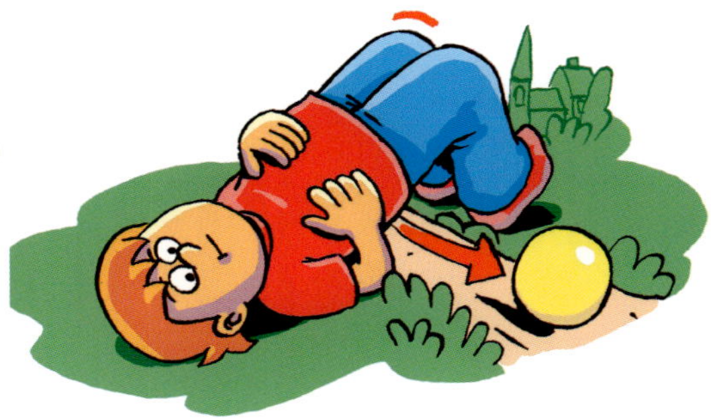

Entspannt auf dem Rücken liegen, die Knie stehen schulterbreit angewinkelt, die Füße sind angezogen. Nun wird das Becken Richtung Decke geschoben, sodass der Körper von den Knien bis zum Kopf eine schräge Gerade bildet. Ist das geschehen, rollen Sie oder Ihr Kind einen Ball unter dem Körper durch. Danach das Becken langsam wieder senken.
Die Übung insgesamt 15 x wiederholen. Danach 1-3 Minuten Pause, dann noch einen weiteren Durchgang anschließen.

Achten Sie darauf, dass Ihr Kind nicht in ein Hohlkreuz verfällt und – ebenso wie letzte Woche – bei den Übungen gleichmäßig atmet. Keinesfalls soll es die Luft anhalten, wenn es die Brücke gebaut hat und sich in Anspannung befindet.

Übung 2: Einarmiges Superkid

Diese Übung dient neben dem Rücken auch noch der Koordination.

In den Vierfüßerstand (die so genannte »Bankstellung«) gehen und dann diagonal Beine und Arme zur Streckung bringen. Also: Während der rechte Arm nach vorne gestreckt wird, gleichzeitig das linke Bein strecken und anheben.

Dabei ist besonders darauf zu achten, dass der gesamte Körper eine Linie bildet. Der Kopf soll also nicht nach oben gereckt werden, die Halswirbelsäule soll gerade sein. Der Blick geht nach unten. Weder Arm noch Bein soll hochgerissen werden – am effizientesten ist die Übung, wenn beide Gliedmaßen so weit angehoben werden, dass Sie parallel zum Boden stehen.

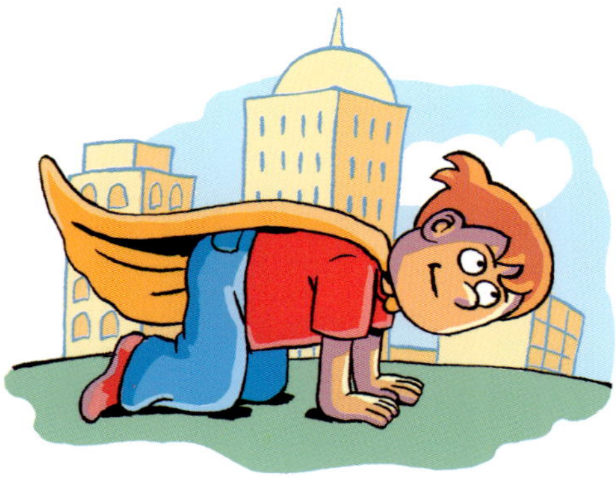

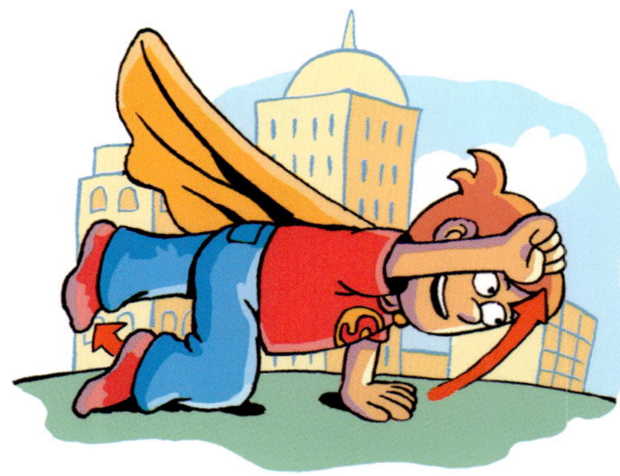

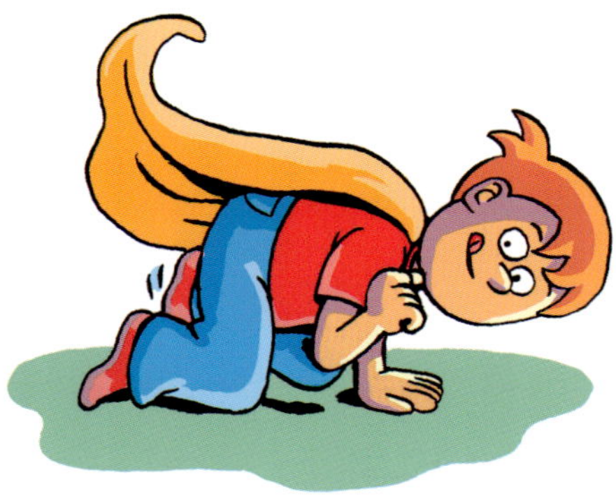

Das Gleichgewicht wird geschult, wenn Ihr Kind nach der Streckung das Knie des linken Beines mit dem Ellbogen des rechten Armes unter dem Bauch zusammenführt, ohne dabei abzusetzen und aus dieser Position heraus wieder in die Streckung geht. – Auch bei dieser Übung sollten Sie bei der Streckung auf die gerade Linie des Körpers achten und darauf, dass Ihr Kind gleichmäßig atmet.
Jede Diagonale 15 x, 1-3 Minuten Pause und danach 1 Wiederholung des Durchlaufs.

Übung 3: Durch den Fluss schwimmen

Wie auch in Übung 2 wird hier neben dem gesamten Rücken auch der Po, die Schultern und die Oberschenkelrückseiten beansprucht – jedoch deutlich mehr als bei Übung 2.

Flach auf dem Bauch liegen. Die Fußspitzen fest in den Boden drücken, der Po wird angespannt. Nun die Arme und den Oberkörper einige Zentimeter vom Boden abheben. Aber Achtung! Einige Zentimeter reichen völlig aus. Bloß nicht ins Hohlkreuz fallen. Nun führen die Arme wechselseitig Kraulschwimm-Armschläge durch. Um auch hier eine Überstreckung der Halswirbelsäule zu vermeiden, bleibt der Kopf während der gesamten Bewegung in Verlängerung der Wirbelsäule, d.h. der Blick ist stets zum Boden gerichtet.
Pro Arm 20 x, kurze Pause, dann noch mal wiederholen.

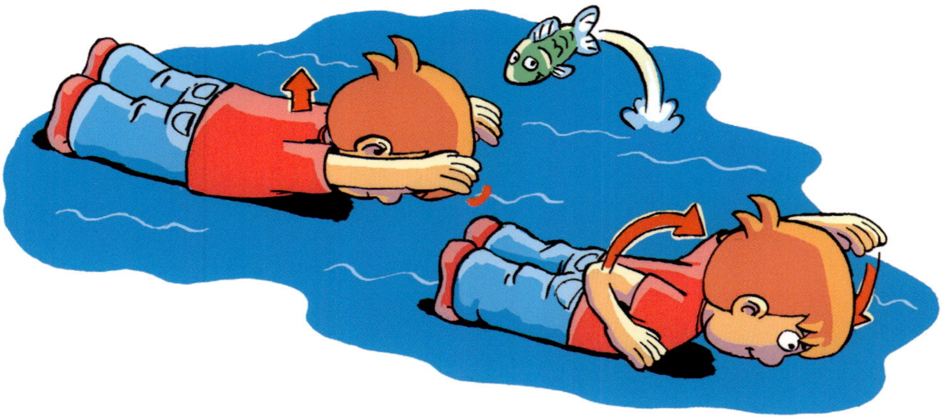

Zwischen diesen Übungen bietet sich der »Fit-Tipp« von letzter Woche an (siehe Seite 75), denn zum einen kann sich dann der Rücken erholen, zum anderen werden die Bauchmuskeln weitergeschult. Achten Sie aber bei allen Übungen darauf, Ihr Kind nicht zu überfordern. Wenn Sie merken, dass es zu viel wird, lassen Sie einfach den 2. Durchgang weg.

Ausdauer: das Spiel der Woche

Diese Woche gibt es neben dem normalen Radtraining erneut ein Spiel, für das zwei Teilnehmer ausreichen.

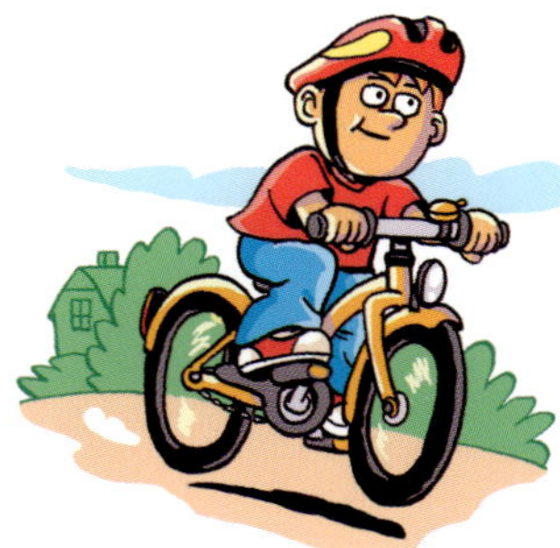

Sei mein Schatten

Neben dem Effekt, dass die 20 Minuten wie im Flug herumgehen, werden zusätzlich auch die Konzentration, das Körpergefühl, der Gleichgewichtssinn und die Koordination Ihres Schützlings geschult (aber auch Ihnen wird die Übung garantiert nicht schaden). So geht's:

Sie fahren vor Ihrem Kind und geben die Aufgaben vor, die Ihr Kind nachmachen muss, also zum Beispiel langsam fahren, schnell fahren, Schlangenlinien fahren, nur mit der linken Hand lenken, im Stehen fahren. Danach gibt Ihr Kind die Aufgaben vor. Eine Variation: immer das genaue Gegenteil dessen tun zu müssen, was vorgegeben wird.

Eine weitere Ablenkung durch eine partnerschaftliche Übung gefällig?

Kein Problem! Sie fahren beide nebeneinander und geben sich die Hand. Fahren Sie immer langsamer und versuchen Sie, zum Stand zu kommen – allerdings, ohne mit den Füßen den Boden zu berühren. Dies kann mehrmals während des Radfahrens wiederholt werden.

DAS SUPERKID-McFIT-GEHEIMPROGRAMM FÜR DIE 2. WOCHE

DEINE AUFGABEN IN DIESER WOCHE	ERFÜLLT? JA/NEIN	WIE HAST DU DICH GEFÜHLT? HAT ES SPASS GEMACHT?	PUNKTE
1 x Radfahren, mind. 20 min. am Stück (2 Punkte)			
1 x »Sei mein Schatten«, mind. 20 min. am Stück (2 Punkte)			
2 x »Brücken bauen«, 15 Wiederholungen, 2 Sätze (2 Punkte)			
2 x »Fit-Tipp«, 8 bis 15 Wiederholungen, 2 Sätze (2 Punkte)			
2 x »Einarmiges Superkid«, 15 Wiederholungen, 2 Sätze (2 Punkte)			
2 x »Durch den Fluss schwimmen«, 20 Wiederholungen pro Arm, 2 Sätze (2 Punkte)			
Gesamtpunktzahl:			

Info: Kohlenhydrate und Ballaststoffe

Viel liest man gerade von Kohlenhydraten – von guten und von schädlichen, leeren und sättigenden und vom so genannten GLYX-Faktor. Aber können Kohlenhydrate eigentlich schädlich sein? Ist das Unsinn? – Nein! Die Diskussionen zum Thema sind durchaus berechtigt, und ich möchte Ihnen einen kurzen Überblick über den Stand der Dinge nicht vorenthalten ...

GLYX: Kein Geräusch, sondern ...

Lebensmittel lassen sich ganz allgemein einteilen in solche mit hohem, andere mit mittlerem und wieder andere mit niedrigem **glykämischen Index**, dem so genannten **GLYX-Faktor**. Bereits in den 70er Jahren unterteilte Dr. David Jenkins von der Universität Toronto Lebensmittel nicht mehr nach Kalorien, sondern nach ihrem GLYX. Dazu ordnete er Obst, Gemüse, Schokolade, Brötchen & Co. GLYX-Werte zu und empfahl seinen Patienten, vor allem Lebensmittel mit niedrigem GLYX zu essen. Und das Ergebnis ließ sich sehen: Die Pfunde schmolzen nur so dahin.

Da ich jedoch sowieso eine fett- und zuckerarme Ernährung für die einzig sinnvolle Umsetzung der Gewichtsreduktion erachte, möchte ich den GLYX-Faktor lediglich im Bereich der Kohlenhydrate thematisieren: Meiner Ansicht nach ist er hier am sinnvollsten anzuwenden, denn bei den Kohlenhydraten werden oft unbewusst Ernährungsfehler begangen – das Brötchen aus Auszugsmehl ist schließlich weder süß noch fettig ... aber es hat einen hohen GLYX-Faktor! Dass nämlich Obst und Gemüse einen niedrigen GLYX-Faktor haben und damit häufig zu verzehrende Lebensmittel sind, versteht sich ebenso von selbst wie, dass man fetttriefende Currywurst mit Pommes meiden sollte. Aber nun möchten Sie sicher endlich wissen, was der GLYX-Faktor überhaupt ist.

... eine wichtige Maßeinheit

Der glykämische Index misst den Einfluss eines Lebensmittels auf den Blutzuckerspiegel und das Hormon Insulin. Je weniger ein Lebensmittel den Zuckerspiegel in die Höhe treibt, je weniger Insulin es also lockt, desto niedriger ist sein GLYX – und umgekehrt. Wenn jemand klagt »Ich esse doch kaum was und werde dennoch dick!«, dann kann man davon ausgehen, dass er Lebensmittel mit hohem GLYX isst – und das sieht man eben an den Hüften und am Bauch.

Lässt ein Lebensmittel den Blutzucker nämlich schnell und hoch ansteigen, lockt es Insulin und macht dick, da Insulin ein Speicherhormon ist – und nicht irgendeines, sondern das wichtigste überhaupt. Es sorgt dafür, dass Fett in die Fettzellen eingelagert wird. Gleichzeitig ist Insulin ein wahres **Heißhungerhormon**. Je mehr Insulin der Körper ausschüttet, desto mehr Hunger haben wir.

Lebensmittel, die den Blutzucker nur langsam und kontinuierlich ansteigen lassen – dazu gehören z.B. Produkte mit hohem Ballaststoffgehalt wie Vollkornprodukte –, locken wenig Insulin. Sie halten lange satt, machen zufrieden und außerdem noch schlank. Ein niedriger GLYX garantiert: Lästiges Fett verbrennt, der Blutzucker bleibt konstant, das Risiko, an Diabetes zu erkranken, sinkt. Blutfettwerte normalisieren sich, was wiederum vor Herzinfarkt und Schlaganfall schützt. Außerdem wird das Immunsystem gestärkt und Gicht vorgebeugt.

VON WEGEN BALLAST ...

- Ballaststoffe regen zuallererst einmal die Darmtätigkeit an und beugen so Verstopfungen vor.
- Ballaststoffe haben einen niedrigen GLYX. Durch ihren langsameren Abbau bei der Verdauung ist die Blutzuckerwirkung gering, sodass der Blutzuckerspiegel nur langsam ansteigt und dafür auch nur langsam abfällt. Das Nachmittagsloch entfällt, man bleibt länger satt und fit.
- Ballaststoffe senken den Cholesterinspiegel. Das ist auf die wasserlöslichen Ballaststoffe (z.B. Pektin in Äpfeln, Kleie in Haferflocken) zurückzuführen.
- Ballaststoffe halten enorm lange satt, da sie die tolle Eigenschaft haben, im Magen nachzuquellen. Heißhungerattacken bleiben somit aus, langfristig wird Gewicht reduziert.
- Ballaststoffe stecken überwiegend in fettarmen Lebensmitteln, sodass eine Erhöhung des Ballaststoffanteils in der Nahrung eine kalorienreduzierte und fettbewusste Ernährung fördert.

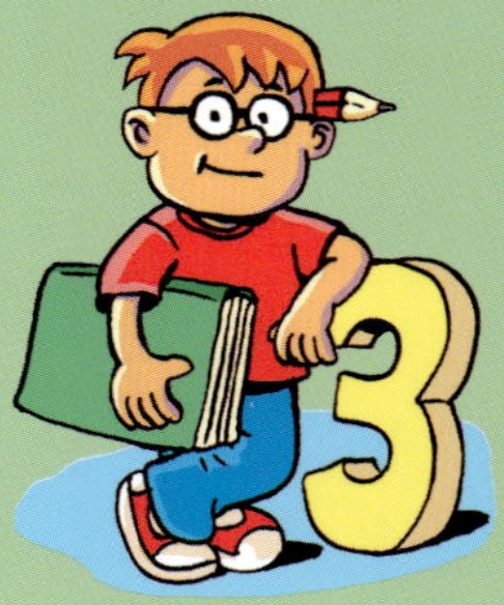

KOHLENHYDRATREICHE LEBENSMITTEL MIT NIEDRIGEM GLYX UND VIELEN BALLASTSTOFFEN UND DIEJENIGEN, DIE MAN MEIDEN SOLLTE

Zu empfehlen:	Besser meiden:
BROT UND BRÖTCHEN	
Gerstenbrot	Hamburgerbrötchen
Haferkleiebrot	Laugenbretzel oder -brötchen
Vollkorn-Mehrkornbrot	Toastbrot
Dinkel-Vollkornbrot	Weißbrot
Sojabrot	Baguette
Pumpernickel	Croissant
Sauerteig-Roggenbrot	Bagel
Weizenschrotbrot	
MÜSLIS & FLOCKEN	
Ballaststoff-Flakes	Cornflakes
Frischkornbrei	Frosties
Früchtemüsli ohne Zucker	Honigpops
Haferflocken	Müsli mit Schokolade
Haferkleie	Müsli mit Zuckerzusatz
Mehrkornflocken mit Honig	
Roggenflocken	
Weizenkeime und Weizenkleie	
KARTOFFELN, NUDELN, REIS	
Pellkartoffeln mit Quark	Kroketten
Buchweizennudeln	Kartoffelpuffer
Glasnudeln aus Mungobohnen	Bratkartoffeln
Nudeln aus Hartweizengries	Pommes
Vollkornnudeln	Milchreis mit Zucker
Naturreis	Risotto
Wildreis	Schnellkochreis

Kohlenhydrate mit *hohem GLYX* kommen aber ganz oft auch mit einem *niedrigen Ballaststoffgehalt* daher. Und **Ballaststoffe** sind – obwohl sie alle wieder ausgeschieden werden – von hoher Bedeutung, wenn einem gesunde Ernährung am Herzen liegt.

Das Einzige, worauf Sie verstärkt achten sollten, ist der erhöhte Flüssigkeitsbedarf, der bei hohem Ballaststoffverzehr auftritt. Denn nur mit einer ausreichenden Menge an Flüssigkeit können die Ballaststoffe im Körper quellen und all ihre guten Eigenschaften voll entfalten. – Ballaststoffe kommen auch verstärkt in Obst, Gemüse und Hülsenfrüchten vor. Noch ein Grund mehr, öfters zuzugreifen.

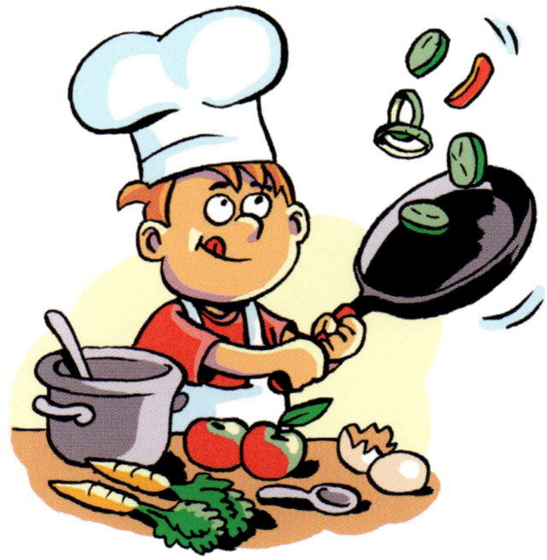

Kinderleichte Rezepte rund um Ballaststoffe

Besonders reich an Ballaststoffen sind Getreide und Vollkornprodukte von Brot, Mehl, Nudeln, Gries und Reis sowie Hülsenfrüchte, Gemüse (besonders Kohlarten), Salat, Kartoffeln und Obst (Spitzenreiter sind hier die Johannisbeeren). – Da Hülsenfrüchte in unserer Ernährung oft zu kurz kommen: ein Brotaufstrich, der nicht alltäglich sein dürfte, aber sicher zum Klassiker wird ...

BROTAUFSTRICH AUS HÜLSENFRÜCHTEN

2 geh. EL Haferflocken (20 g)
1 EL Kürbiskerne (15 g)
150 g Kidneybohnen aus der Dose
1 TL Olivenöl
2 geh. EL Tomatenmark
1/2 TL Kräutersalz

Haferflocken und Kürbiskerne im Blitzhacker fein mahlen. Die Kidneybohnen aus der Dose in ein Sieb geben und mit Wasser abspülen. Die Bohnen mit einer Gabel gut zerdrücken, dann das Öl, das Tomatenmark und die fein gemahlenen Flocken und Kerne mit dem Kräutersalz hinzufügen. Falls es nicht cremig genug sein sollte, einfach etwas Wasser unterrühren, solange, bis es die gewünschte Konsistenz hat. Abgedeckt im Kühlschrank hält sich der leckere Brotaufstrich ca. zwei Tage.

IDEEN FÜR DAS ABENDBROT

Eine Scheibe Brot mit Aufstrich bestreichen, eine Tomate in Scheiben schneiden, auflegen und mit etwas fein geraspeltem Käse bestreuen. Oder die **Snack-Variante,** die bei Kindern gut ankommen dürfte: Ein schönes, festes Salatblatt mit Aufstrich bestreichen, etwas Gemüse in die Mitte legen, z.B. eine gehackte Tomate oder gewürfelte Gurke, dann die Seiten des Salatblattes einschlagen, alles aufrollen und mit einem Zahnstocher feststecken. Aus der Hand essen!

KNACKIGER OBSTQUARK

(1 Portion)

1 Orange oder 150 g gemischte Beeren
30 g Magerquark
2 EL fertiges Müsli
1 TL klein gehackte Haselnüsse, Kürbiskerne oder Sonnenblumenkerne

Schälen Sie die Orange und schneiden Sie sie klein. Fangen Sie dabei den Saft auf und geben Sie ihn zum Quark. Rühren Sie den Quark mit dem ausgetretenen Saft und etwas Mineralwasser cremig. Geben Sie dann das Müsli, die Orangenstückchen oder die Beeren hinzu und bestreuen Sie alles mit den Nüssen.

SELBST GEMACHTES (TROCKEN-)OBSTMÜSLI

(1 Portion)

2 Trockenpflaumen
2 getrocknete Aprikosen
1 TL Rosinen (wer es mag)
2 EL Haferflocken
100 ml Orangensaft
1 Hand voll Vollkornflakes

Schneiden Sie die Pflaumen und die Aprikosen in Stücke und lassen Sie sie zusammen mit den Rosinen und den Haferflocken 15 Minuten im Orangensaft quellen. Rühren Sie kurz vor dem Servieren die Flakes unter.

FÜR DIE GROSSE PAUSE

Der Standard für ein Pausenbrot sollte ein Vollkornbrot oder -brötchen ohne Butter, sondern stattdessen mit fettarmer oder -freier Basis (z.B. Tomatenmark oder Senf) sein, auf der entweder 1 Scheibe Wurst oder 1 Scheibe Käse liegt. Für den frischen Geschmack sollten immer Gurken- oder Tomatenscheibchen, ein Salatblatt oder Möhrenstückchen mit dabei sein. Dazu sollte es etwas Obst oder Gemüse zum Knabbern geben. Das neue Lieblingspausenbrot könnte allerdings das Pausenbrot »Rosarot« werden.

PAUSENBROT »ROSAROT«

(1 Portion)

1 Portion Rosa Käse (siehe unten)
1/4 rote Paprika, in Streifen
2 kleine Scheiben Vollkornbrot
2 Möhren, halbiert und längs geviertelt

Mischen Sie die Paprikastückchen unter den Rosa Käse und verteilen Sie die Creme auf dem Vollkornbrot. Klappen Sie die zweite Scheibe darauf. Dazu gibt's die Möhrensticks. Und als Getränk: mindestens 1 Glas Tee oder selbst gemischte Apfelschorle.

ROSA KÄSE

(4 Portionen)

50 g fettreduzierter Frischkäse
1 geh. TL Tomatenmark
1 Prise Kräutersalz
1 Prise Paprikapulver, edelsüß

Vermengen Sie den Frischkäse mit dem Tomatenmark, bis der Käse homogen rosafarben ist und rühren Sie dann die Gewürze unter.

Und nun die **Quizfrage der Woche**, durch die Bonuspunkte gesammelt werden können:

DAS KINDERQUIZ DER WOCHE

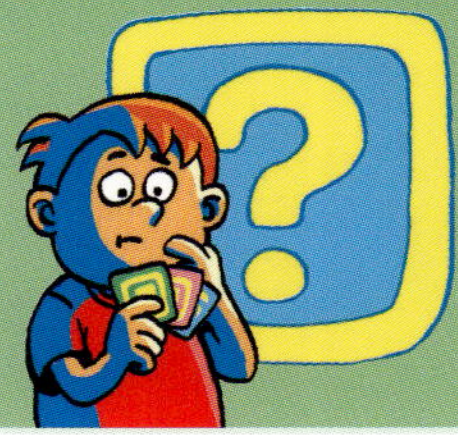

Warum sind Vollkornbrötchen besser als Brötchen aus Weißbrot? Wähle unter den sechs Antworten die drei richtigen aus! Die Auflösung findest du auf Seite 141.

1.	Sie machen länger satt und verhindern deshalb eher Naschereien!	
2.	Sie sind billiger.	
3.	Sie sind länger gebacken.	
4.	Sie enthalten viele Ballaststoffe, die dem Körper gut tun.	
5.	Sie sind größer.	
6.	Sie halten fit und gesund!	

DIE 3. WOCHE: BRAVO! WEITER SO!

Sie sind auf dem richtigen Weg und erste Erfolge dürften sich bereits abgezeichnet haben. Mussten Sie schon die eine oder andere Bonuspunktesammlung gegen einen Spielenachmittag eintauschen? Oder mit Ihrem Kind ins Erlebnisbad gehen? Toll! Dann klappt ja bei Ihnen alles wie geplant und erhofft. Seien Sie sich sicher: Für Sie werden auch mal wieder ruhigere Zeiten anbrechen. Bleiben Sie dran!

Auf der nächsten Seite erst einmal wieder der Wochenplan zum Kopieren, Aufhängen und Eintragen.

Die Schwerpunkte dieser Woche sind ...

Fette und Arme.

Diese Woche werden die vernachlässigten Armmuskeln Ihres Zöglings beansprucht. Armmuskeln sind zwar für die Gesundheit und Haltung nicht von elementarer Bedeutung – jedoch haben Sie großen Einfluss auf das Selbstbewusstsein. Starke Arme zu haben, mit denen man weit werfen und beim Armdrücken gewinnen kann, machen selbstbewusst und stärken so das Wohlbefinden!

WOCHENPLAN 3

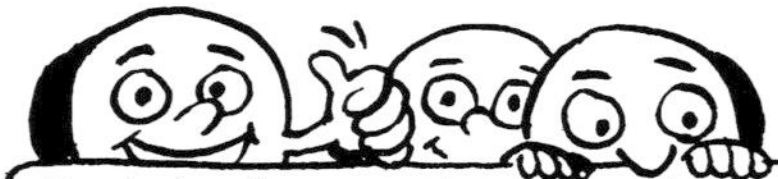

	MONTAG	DIENSTAG	MITTWOCH	DONNERSTAG	FREITAG	SAMSTAG	SONNTAG
Hast du alles, was du gegessen hast, in dein Esssäckchen gepackt?							
Hast du auch an alle Getränke gedacht?							
Kam dabei eine Pyramide heraus?							
Warst du heute mit dir zufrieden?							
Waren deine Eltern mit dir zufrieden?							
Hast du mindestens 2 Portionen Obst gegessen?							
Hast du mindestens 2 Portionen Gemüse gegessen?							
Hast du Vollkornprodukte gegessen?							
Hast du auf Süßigkeiten verzichtet?							
Hast du das Geheimprogramm konzentriert absolviert?							
Hast du höchstens 1 Stunde ferngesehen?							
Hast du höchstens 1 Stunde vor dem Rechner gesessen?							
Bist du mit dem Rad zur Schule gefahren oder beim Bus zwei Stationen früher ausgestiegen?							
Hast du statt Lift und Rolltreppe deine Beine benutzt?							
Hast du die Wissensfrage der Woche richtig beantwortet?							
Durch welche anderen Aktivitäten hast du Bonuspunkte gesammelt?							
Wie viele Bonuspunkte hast du heute insgesamt gesammelt?							

Wie viele Bonuspunkte hast du diese Woche insgesamt, mit Geheimprogramm, gesammelt?

Wie viele hast du schon eingetauscht und für was?

Wie viele hattest du noch aus deiner letzten Woche?

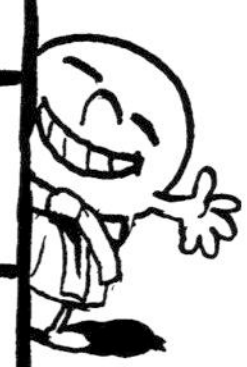

Wie viele hast du jetzt?

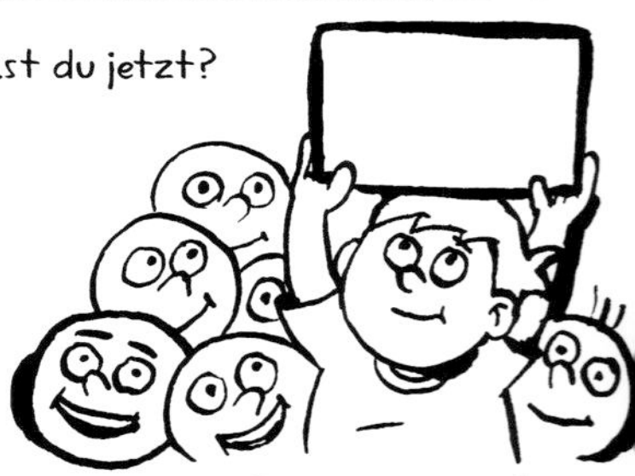

Übertrage alles in den großen 6-Wochen-Plan!

Fitnessschwerpunkt Arme

Übung 1: Fitty
Der Fitty ist eine Art Mini-Liegestütz, bei der neben den Arm- auch die Brust- und Schultermuskeln trainiert werden. Hierbei kniet das Kind (eventuell mit einem Kissen unter den Knien) vor dem Bett. Anschließend bewegt es den Oberkörper mit angewinkelten Armen in Richtung Bettkante, die Arme stützen dort ab und drücken wieder zurück. Für das Atmen gilt: Beim Zurückdrücken ausatmen, beim Nach-vorne-Kommen einatmen.
Diese Übung 20 x wiederholen, danach eine kurze Pause einlegen, in der die Arme durch Ausschütteln gelockert werden können, und eine zweite Runde starten.

Achten Sie darauf, dass diese Übung ganz langsam erfolgt. Außerdem sollen die Armmuskeln die ganze Zeit über angespannt bleiben. Das heißt, Ihr Kind darf nicht auf die Bettkante plumpsen, sondern sollte einige Zentimeter davon entfernt bleiben.

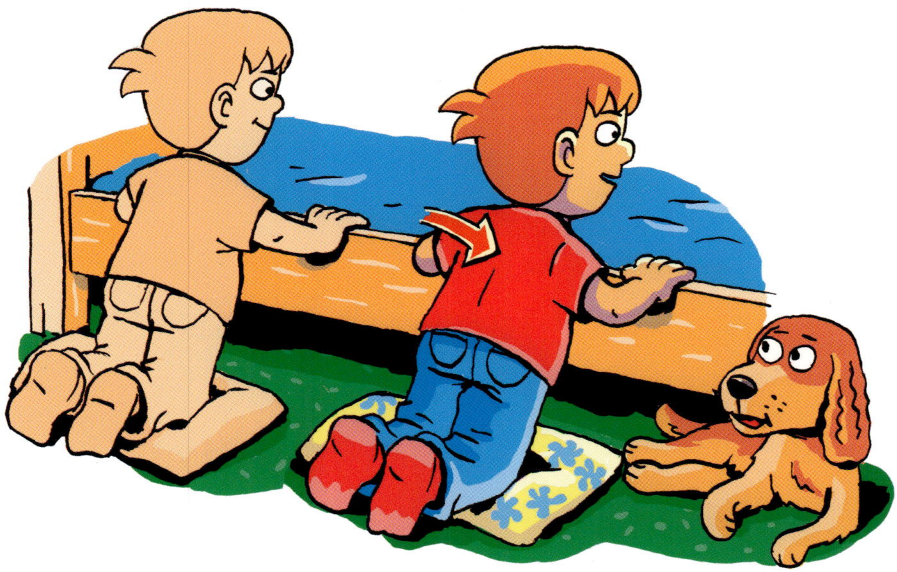

Wenn Sie die Übung 1 absolviert haben, empfiehlt es sich, zwei bis drei Übungen aus den ersten Wochen, die den Bauch und den Rücken stärken, zwischendurch reinzunehmen, damit Ihrem Kind nicht langweilig wird und die Arme nicht zu sehr schmerzen. Anbieten würden sich zum Beispiel »Schleich dich an« (siehe Seite 76) und »Fit-Tipp« (siehe Seite 75).

Übung 2: Super-Fitty
Wie der Name schon andeutet, handelt es sich um eine Alternative zur Übung 1.

Beim **Super-Fitty** steht das Kind nun vor einer Wand auf den Zehenspitzen und berührt sie mit den Händen. Die Arme sind gebeugt, sodass der Körper in eine Schräglage gerät, aber gestützt wird. Nun werden die gleichen Mini-Liegestütze ausgeführt wie beim »Fitty«. Kurz bevor die Nase des Kindes die Wand berühren würde, drückt es sich wieder in die Ausgangsposition zurück. Es kann sich auch mit Schwung fest abdrücken, dabei in die Hände klatschen und dann wieder Richtung Wand gehen.
Diese Übung sollte 15 x wiederholt werden, mit mindestens einem zweiten Durchgang. Für die Atmung gilt dasselbe wie schon beim »Fitty«.

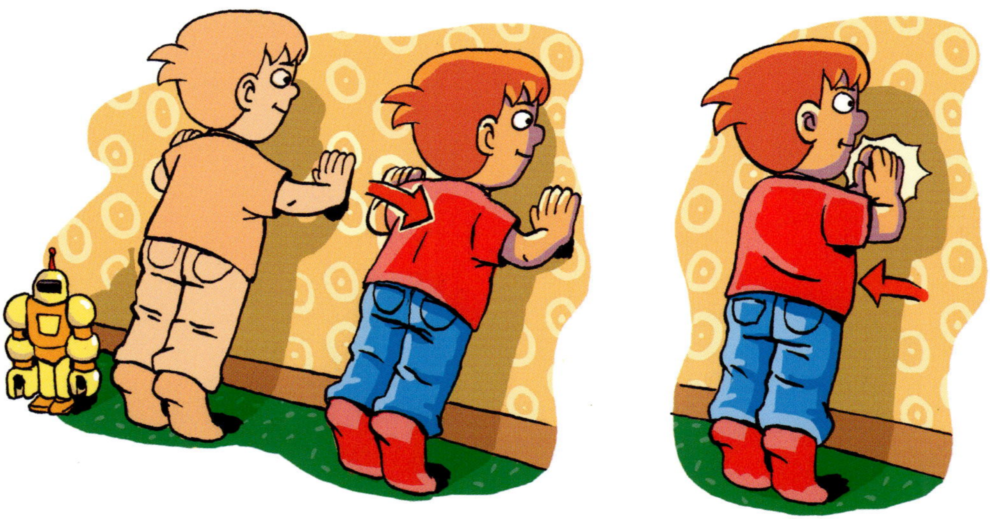

Überlassen Sie das Organisieren und Vorbereiten einer Trainingseinheit oder eines Fahrradspiels auch einmal Ihrem Kind. Mit Zuweisung von Verantwortung, Kompetenz und Vertrauen steigen Identifikation und Motivation für ein gesundheitsbewusstes Handeln und für die eigenen Trainingseinheiten.

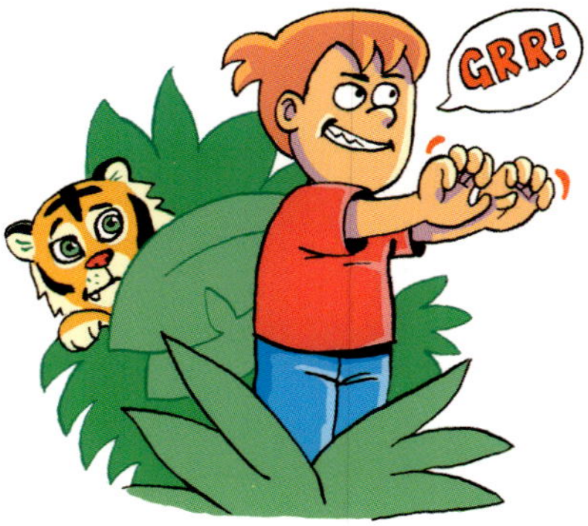

Übung 3: Der Greifer
Ihr Kind steht aufrecht vor Ihnen und streckt beide Arme gerade nach vorne. Dann fängt es auf Ihr Kommando an zu greifen, so schnell es geht.
Nach 30 Sekunden 10 Sekunden Pause, dann dasselbe mit zur Seite gestreckten Armen, danach mit nach oben gestreckten Armen.

Nach dieser Übung die Arme locker ausschütteln und noch einen Durchgang.

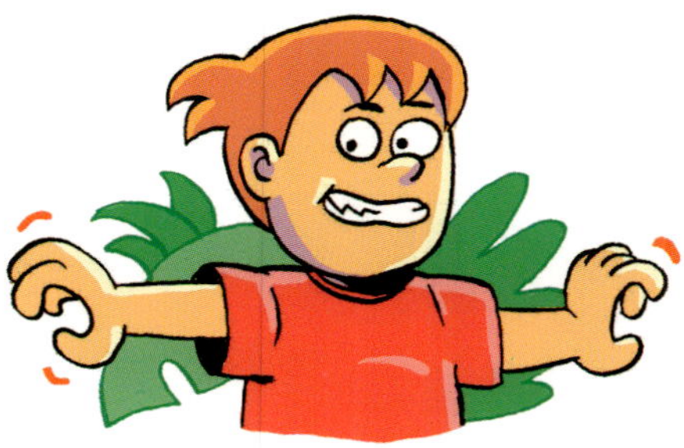

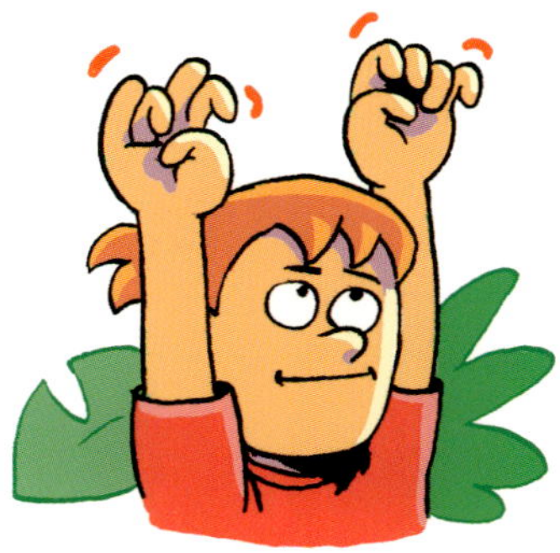

Zum Abschluss könnten Sie nun noch den bereits bekannten »Biker« von Seite 77 machen oder die bisherige Lieblingsübung Ihres Kindes wiederholen.

Fahrradspiel der Woche

Zur Abwechslung möchte ich Ihnen diese Woche neben dem normalen Training ein Spiel empfehlen, das am besten in der Gruppe, also mit der Familie oder Freunden, ausgeführt wird.

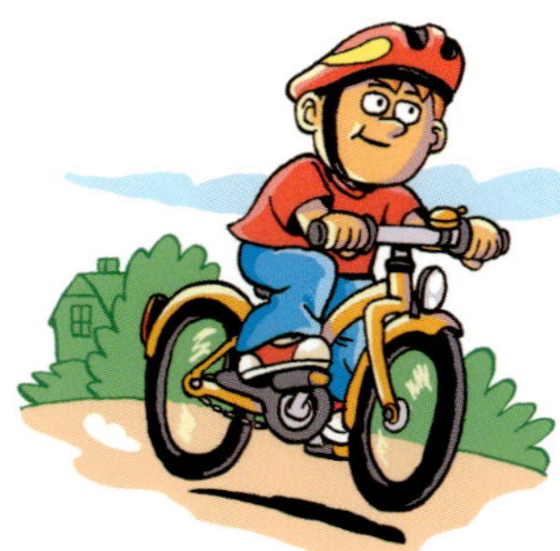

Den Letzten beißen die Hunde
Alle Teilnehmer der Radtour fahren in mäßigem Tempo in einer Reihe hintereinander her. Der jeweils Letzte fährt an der Reihe vorbei und reiht sich vorne ein. Zu dem Spiel gibt es auch zwei Variationsmöglichkeiten:

- Jeder Vordermann wird beim Überholen abgeklatscht.
- Alle Radfahrer lassen zum nächsten Radfahrer so viel Platz, dass der Überholende im Slalom durchfahren kann und anschließend die Spitze der Gruppe übernimmt.

Gewiss sind die 20 Minuten wie im Flug vorbei. Vielleicht können Sie ja noch etwas länger?

DAS SUPERKID-McFIT-GEHEIMPROGRAMM FÜR DIE 3. WOCHE

DEINE AUFGABEN IN DIESER WOCHE	ERFÜLLT? JA/NEIN	WIE HAST DU DICH GEFÜHLT? HAT ES SPASS GEMACHT?	PUNKTE
1 x Radfahren, mind. 20 min. am Stück (2 Punkte)			
1 x »Den Letzten beißen die Hunde«, mind. 20 min. am Stück (2 Punkte)			
2 x »Fitty«, 20 Wiederholungen, 2 Sätze (2 Punkte)			
2 x »Fit-Tipp«, 8-15 Wiederholungen, 2 Sätze (2 Punkte)			
2 x »Super-Fitty«, 15 Wiederholungen, 2 Sätze (2 Punkte)			
2 x »Schleich dich an«, 15 Wiederholungen, 2 Sätze (2 Punkte)			
2 x »Der Greifer«, 3 x 30 Sekunden, 2 Sätze (2 Punkte)			
2 x »Biker«, 3 Minuten, 2 Wiederholungen (2 Punkte)			
Gesamtpunktzahl:			

Kommen wir nun zum Ernährungsschwerpunkt ...

Info: Fett und Fettvermeidung

Wie bereits erwähnt, geht es nicht darum, ganz auf Fett zu verzichten. Aber das Fett, das wir zu uns nehmen, sollte so hochwertig wie möglich sein. Daher sehen Sie erst einmal, in der folgenden Aufzählung und grün unterlegt, diejenigen Fette, die positive Eigenschaften besitzen; rot unterlegt diejenigen Fette, die Sie meiden sollten:

Hanföl, Haselnussöl, Kürbiskernöl, Leinöl, Mandelöl, Olivenöl, Rapsöl, Sesamöl, Walnussöl

Margarine, Palmöl, Kokosfett, alle tierischen Fette wie Butter, Gänseschmalz, Schweineschmalz

Sicher haben Sie gesehen, dass unter den »guten« Fetten überhaupt keine tierischen Fette auftauchen. Das liegt daran, dass tierische Fette überwiegend gesättigte Fettsäuren enthalten. Es ist relativ einfach, tierische, gesättigte Fette zu erkennen – schauen Sie einfach nach, ob das Fett bei Raumtemperatur flüssig oder fest ist. Ist letzteres der Fall, besteht es zum überwiegenden Anteil aus gesättigten Fettsäuren und sollte gemieden werden.

Gesund satt – mit ungesättigten Fettsäuren

Fast alle Pflanzen- und Fischfette bestehen dagegen überwiegend aus ungesättigten Fettsäuren. Zwar haben gesättigte und ungesättigte Fettarten denselben Kaloriengehalt – zu viel davon macht also immer dick –, die direkte Wirkung auf den Körper ist aber unterschiedlich. Mehrfach und einfach ungesättigte Fette wirken sich günstig auf die körpereigenen Gefäße, Blutfette und das Herz aus. Ganz ungesund sind so genannte Transfettsäuren: Sie sind in industriell hergestellten Back- und Süßwaren, Fertigsaucen, einigen Margarinesorten und besonders in Fast Food enthalten, denn oftmals ist das dort eingesetzte Fett sowieso von vornherein minderwertig, dann aber auch noch zu hoch und zu lange erhitzt, sodass chemische Veränderungen eintreten konnten.

In ganz vielen Fertigprodukten, seien es Tiefkühl-Pizza, TK-Lasagne, Kekse, Chips, Schokolade oder Kuchen, werden minderwertige Fette – was gleichbedeutend ist mit: Fett aus gesättigten Fettsäuren – verwendet. Hinzu kommt natürlich, dass dort auch insgesamt mit Fett nicht gespart wird. Die unten abgebildete Fettpyramide zeigt Ihnen, aus welchen Fetten sich der tägliche Fettbedarf decken sollte.

Fettgehalt der typischen Fast-Food-Essen

Die gängigen Fast-Food-Gerichte haben es in sich, das wissen Sie bereits. Sie wissen aber wahrscheinlich nicht, wie viel Fett sie wirklich enthalten. Trotz allem muss auf den Besuch von McDonald's und Co. nicht ganz verzichtet werden, denn zu den schlimmsten Sünden

Einfach ungesättigte Fettsäuren sollten den Hauptteil Ihres Fettkonsums ausmachen.

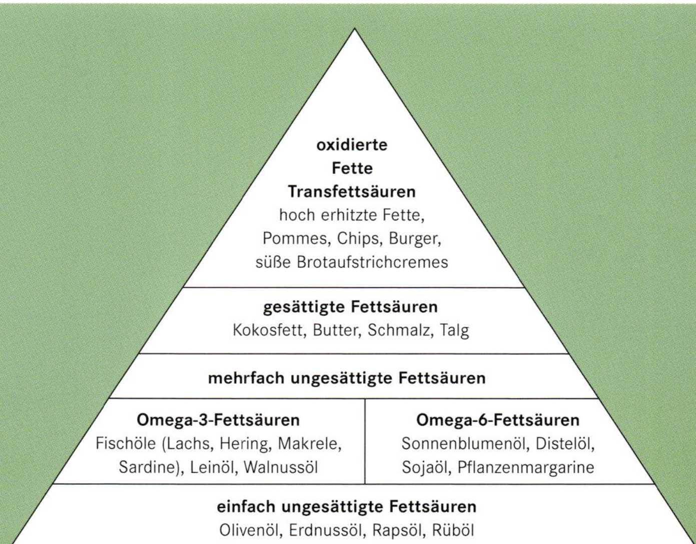

GERICHT	FETTGEHALT
1 Cheeseburger	12,6 g
1 Hamburger	8,8 g
1 Big Mäc	25,7 g
1 Fisch Mäc	19,8 g
1 McRib	21,4 g
Chicken McNuggets, 6er	12,2 g
1 Gemüse Mäc	24,9 g
1 Apfeltasche	12 g
1 McFlurry	13,6 g
Milchshake, Vanille, 1 Portion	7,6 g
Currywurst mit Pommes, 1 Portion	40 g
1 TK-Käse-Salami-Pizza	38 g
Frühlingsrollen, 1 Portion	12 g
1 Thunfisch-Wrap von Kamps	35 g
Nasigoreng, 1 Portion	35 g
1 Döner Kebap	35 g

gibt es auch immer eine Alternative. Auch die Besuche in Imbissbuden müssen Sie zwar stark einschränken – aber eben nicht rigoros streichen. Oben ein kleiner Überblick, damit Sie das Schlimmste leicht vermeiden können.

Was Fettgehalt und Kalorienmenge angeht, sind Gerichte wie Currywurst mit Pommes und Pizza mit 800 bis 900 kcal sehr grenzwertig. Sie decken mit ihrer Kalorienmenge den Tagesverbrauch eines 7- bis 9-Jährigen (1800 kcal) bereits zur Hälfte – enthalten jedoch viel zu wenig wertvolle Inhaltsstoffe.
Fett sparen heißt Kalorien sparen, da 1 g Fett 9 kcal enthält, während Kohlenhydrate und Proteine nur die Hälfte, nämlich 4 kcal pro Gramm, liefern. Da Fette in Form der wichtigen ungesättigten Fettsäuren aber lebensnotwendig sind, muss durch eine fettbewusste Ernährung an den richtigen Stellen gespart bzw. das falsche durch das richtige Fett ersetzt werden.

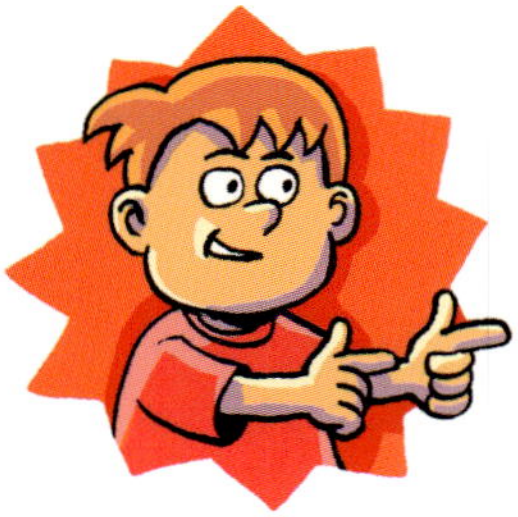

Vorsicht! Versteckte Fette!
Dazu muss man natürlich auch wissen, wo denn überall Fett drin ist, und allzu oft heißt es: Vorsicht! Versteckte Fette! ... Wo? Fett versteckt sich zum Beispiel in Fleisch, Wurst, Saucen, Milch, Milchprodukten, Schokolade, Gebäck, Nüssen, Kernen, Avocados und Oliven. Begibt man sich auf die Suche nach den versteckten Fetten in Lebensmitteln und wird fündig, bieten sich zum Fettsparen folgende Möglichkeiten:

1. fette Produkte möglichst **vermeiden,**
2. fettarme **Alternativen** wählen,
3. fetthaltige Produkte durch Mischen und Strecken mit fettarmen Komponenten **»entschärfen«** und so insgesamt eine Fettreduktion erreichen.

Zum **1. Punkt** gibt es wenig hinzuzufügen: Durch den Verzicht oder die deutliche Einschränkung von Süßigkeiten in Form von Schokolade, schokoladenhaltigen Snacks, Sahne- bzw. Cremetorten, sahniger Eiscreme, Fast-Food-Produkten u.Ä. lässt sich schon eine Menge Fett einsparen. Lesen Sie dazu aber auch noch unsere 20 heißen Fettspar-Tipps (siehe Seite 102 ff.) am Ende dieser Woche aufmerksam durch.

Zum **2. Punkt** könnte ich Ihnen jetzt eine sehr, sehr lange Tabelle präsentieren – wenn ich ein Buch über Fette und fettarme Alternativen hätte machen wollen. (Das wollte ich aber nicht! Deswegen hier nur eine kurze Anregung zum Weiterdenken.) ... Wenn bei Ihnen öfter Fleisch auf den Tisch kommt, sollten fettarme Varianten gewählt werden. Das wären, je nach Geschmack:

- Rinderhüfte (die so genannte Blume),
- Schweinelende,
- Kalbfleisch,
- fettarmes Geflügelfleisch wie Hühnerbrustfilet oder Putenschnitzel.

Generell sollte Fleisch und Wurst nur in Maßen genossen werden. Von mehr als drei Portionen die Woche ist aus ernährungswissenschaftlicher Sicht abzuraten.

Bei dem von Kindern sehr geschätzten Hackfleisch ist Rinderhack die bessere Wahl, da der Fettgehalt mit 14 g pro 100 g weit unter dem von Schweinehack mit 22,5 g pro 100 g liegt. Die Zeiten von »halb und halb« sollten also vorbei sein. Außerdem kann Rinderhack wunderbar mit Gemüse und Quark gestreckt werden.

Apropos Kinderwurst ...

Die allseits beliebte Fleischwurst ist im Spektrum zwischen Schmalhans und Fettbombe ungefähr in der Mitte einzuordnen. Um aber tränenreiche Auseinandersetzungen zu vermeiden, würde ich empfehlen, beim Metzger **extra dünne Scheiben** schneiden zu lassen. Dann hätte man einen Fettspareffekt durch die halbierte Portion. Die andere Hälfte der Ware können Sie durch Schinken ersetzen.

Was ist mit den anderen Fett-Schwergewichten aus der Wursttheke? Tee- und Leberwurst gibt es auch in fettreduzierter Form. Wenn also überhaupt kein Weg an einer Streichwurst vorbeigeht, dann würde ich eine solche kaufen, doch auch in diesem Fall gilt: Große Zurückhaltung bei der Aufstrichmenge walten lassen. Die Wurst ist zwar fettreduziert, insgesamt aber immer noch ein Dickmacher!

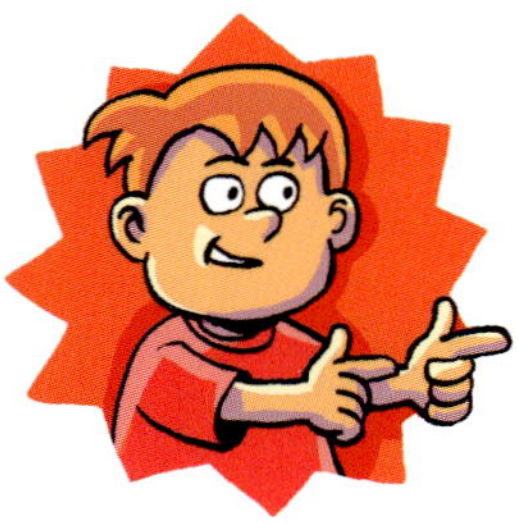

Neben den Fleisch- und Wurstwaren tragen auch diverse Milcherzeugnisse zum zu hohen Fettkonsum bei. Bei **Sahnepuddings und -joghurts**, cremigem Eis und Sahnesaucen ist die Sache klar, bei **Käse** allerdings wird immer wieder gerne in die Fettfalle getreten.

20 Tipps für die Fettreduktion

1. Dass Sahne sehr viel Fett enthält, ist Ihnen sicher längst bewusst. Wussten Sie allerdings, dass **Kokosmilch** ein idealer Sahneersatz ist? Sahne enthält mindestens 30 % Fett, Kokosmilch aus der Dose ca. 20 %. Sie ist angenehm cremig im Geschmack und wird Ihrem Kind sicher schmecken. Natürlich passt sie nicht immer, aber vielleicht

AUCH FÜR FETTE WURSTSORTEN GIBT ES SCHMACKHAFTE ALTERNATIVEN

FETTREICHE WURSTSORTEN	FETTGEHALT (g/100 g)	FETTARME WURSTSORTEN	FETTGEHALT (g/100 g)
Leberwurst	29,2	Gekochter Schinken, ohne Fettrand	2,9
Salami	33	Rindersalami	16
Mortadella	32,8	Geflügelmortadella	15
Mettwurst	33	Geflügelwurst, mager	4,8
Cervelatwurst	34,8	Bratenaufschnitt	8
Cabanossi	34	Corned Beef	12

kommen Sie auf den Geschmack der asiatischen Küche und können sie so öfter als bisher verwenden ... Im Rezeptteil dieser Woche finden Sie ein tolles Gericht mit Kokosmilch.

2. Eine andere Möglichkeit ist natürlich, die Sahne durch fettarme Milch oder durch Kondensmilch zu **strecken** oder ganz zu **ersetzen**. So müssen auch die heißgeliebten Nudelaufläufe mit sahniger Sauce und leckerer Käsehaube nicht der Vergangenheit angehören. Die Zutaten bleiben also (fast) dieselben ...
3. Für einen Obstquark Mager- statt Sahnequark verwenden und den Quark mit Sprudelwasser glattrühren.
4. Beim Joghurt den 1,5%-igen dem höherprozentigen vorziehen.
5. Eine Sauce statt mit Sahne mit Naturjoghurt binden. Dafür rührt man ca. 1 geh. TL Speisestärke in den Joghurt ein und gibt ihn dann zur Sauce. Durch die Stärke flockt der Joghurt auch nicht mehr aus.
6. Eine Béchamelsauce kann sogar ganz ohne Butter zubereitet werden. Einfach das Mehl (am besten: Vollkornmehl) im Topf erhitzen, bis es anfängt zu duften, dann wie gehabt die Flüssigkeit einrühren. Geschmacklich kann diese Light-Version dann mit etwas Schmand oder kalt gepresstem Olivenöl aufgewertet werden.
7. Gleich zwei Fliegen mit einer Klappe werden mit püriertem Gemüse geschlagen: Zum einen wird die Sauce fettfrei gebunden und geschmacklich aufgewertet. Und zum anderen wird dem Nachwuchs ganz nebenbei eine Gemüseportion untergeschoben.
8. Zum Gratinieren eignet sich auch ganz hervorragend fettreduzierter Käse (zum Beispiel für den heiß geliebten Tortellini-Auflauf oder für die Pizza). Auch für eine Käsesauce kann man fettreduzierten Käse ganz gut verwenden.
9. Hackfleisch in Form von Frikadellen oder als Füllung für Gemüse, z.B. Paprika oder Zucchini (Rezept siehe Seite 105), kann leicht mit Gemüse oder auch Quark gestreckt werden.

EINIGE AUSGEWÄHLTE KÄSESORTEN, IHR FETTGEHALT UND IHRE FETTARMEN ALTERNATIVEN

FETTREICHE KÄSESORTEN	FETTGEHALT (g/100 g)	FETTARME KÄSESORTEN	FETTGEHALT (g/100 g)
Emmentaler (45 % F.i.Tr.)	31,2	Limburger (20 % F.i.Tr.)	9
Gouda (45 % F.i.Tr.)	25,4	Ziegenkäse (30 % F.i.Tr.)	14,5
Schmelzkäse (45 % F.i.Tr.)	23,6	Hüttenkäse (20 % F.i.Tr.)	4,3
Frischkäse, Doppelrahm	31,5	Frischkäsecreme, mager	0,2
Camembert (50 % F.i.Tr.)	32	Camembert (30 % F.i.Tr.)	12,8

10. Geriebener Käse zum Überbacken wird mit Semmelbröseln verlängert (Rezept siehe Seite 105).
11. Öl nicht aus der Flasche in die Pfanne kippen. Das Augenmaß trügt immer! Messen Sie das Öl mit dem Teelöffel ab.
12. Beschichtete Pfannen verwenden. Dann reicht ein Einpinseln mit Öl völlig aus.
13. Auf Brot und Brötchen ist Butter oder Margarine als Unterlage oftmals unnötig, zumindest bei Streichwurst, Streichkäse, wie Frisch- oder Hüttenkäse, oder auch beim Linsenaufstrich von Seite 135. Zu Süßem schmeckt auch Schmand (24 % Fett) oder saure Sahne (10 % Fett) als Grundlage; für das herzhafte Brot kann man Tomatenmark, Senf oder Crème fraîche (Kräuter, 30 %) als pikante Alternative verwenden.
14. Wenn schon Butter, dann nie aus dem Kühlschrank. Von harter, nicht streichfähiger Butter nimmt man automatisch zu viel.
15. Statt Reibekuchen bzw. Puffer mit viel Öl in der Pfanne auszubacken, geht das auch fast fettfrei im Waffeleisen (Rezept, siehe Seite 106).
16. Fettarme Zubereitungsmethoden verwenden, wie Grillen, Dünsten, Garen in der Alu-Folie oder im Bratschlauch (Rezept siehe Seite 106).
17. Backen im Backofen statt Braten in der Pfanne oder Frittieren. Fischstäbchen und andere panierte Produkte saugen Fett richtig gehend auf. Wenn also schon Paniertes, dann bitte von nun an im Backofen. Dasselbe gilt für Pommes frites. Die Friteuse sollten Sie am besten verschenken. Kaufen Sie stattdessen Backofen-Pommes oder machen Sie sie zusammen mit Ihrem Kind selbst: Hierfür Kartoffeln schälen, längs achteln, mit wenig Öl bestreichen und auf Backpapier im vorgeheizten Backofen bei 180 Grad ca. 30 Minuten backen. Garen Sie in Zukunft Frikadellen in den beschichteten Muffinsformen ebenfalls im Backofen.
18. Vermeiden von Fertigprodukten, denn Frische siegt! Die schnelle TK-Pizza, das fertige Käsebaguette aus der Mikrowelle, die schnelle Mahlzeit aus der Tüte – Fertigprodukte machen das Leben einfach – oder auch kompliziert, wenn man später die überflüssigen Kilos wieder loswerden will. Alle Fertiggerichte, ob nun Suppen, Saucen oder Tiefkühlkost, enthalten oftmals viel Fett oder werden durch ergänzende Zutaten à la »Geben Sie noch einen Becher Sahne hinzu ...« zu wahren Fettbomben.
19. Achten Sie auf die Etiketten, sie sind alles andere als überflüssig. Nach versteckten Fetten zu suchen heißt auch, sich über die Zutatenliste oder die Inhaltsanalysen einen Überblick über den Nährstoff- und Fettgehalt zu verschaffen. Auf diese Weise erkennt man zum Beispiel, dass eine Pizza Salami deutlich heftiger aufs Fettkonto schlägt als die Pizza Funghi. Für die Zutatenliste gilt: Die erstgenannte Zutat ist gewichtsmäßig die Hauptzutat, dann geht es in abnehmender Reihenfolge weiter. Steht also Fett am Anfang, an der zweiten oder dritten Position: Finger weg!
20. Achtung bei Salatsaucen! Hier wird gerne in die Fettfalle getreten. Probieren Sie besser ein Dressing auf Gemüsebrühebasis oder auf der Basis fettarmer Joghurts aus.

Leckere Fettspar-Rezepte

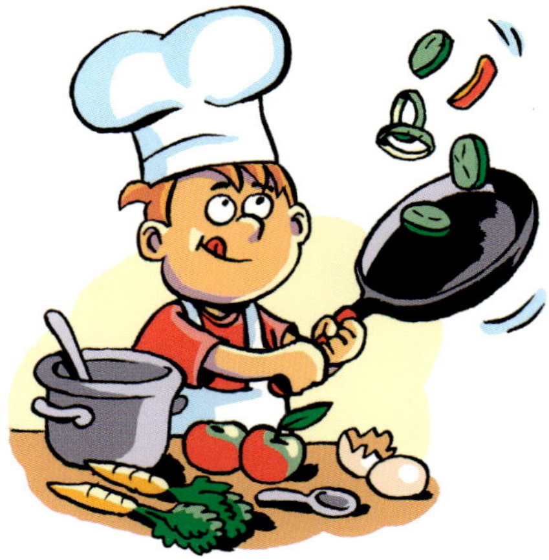

KRABBEN-REISPFANNE
(für 4 Portionen)

4 geh. EL Vollkornreis (ca. 80 g roh)
4 geh. EL weißer Reis (ca. 70 g roh)
2-3 Lauchzwiebeln
1 Knoblauchzehe
125 g Erbsen (TK)
1 Dose (180 g) Krabben
125 ml Kokosmilch, ungesüßt
50 ml fettarme Milch
1/2 gestr. TL Paprika edelsüß
1 Msp. gem. Kardamom
1 Msp. gem. Koriander
1 EL Sojasauce

Reis bissfest kochen. Dazu zunächst den Vollkornreis in das kochende Wasser geben, nach 10 Minuten auch den weißen Reis hinzufügen und noch ca. 15 Minuten kochen, dann abgießen. In der Zwischenzeit die Lauchzwiebeln waschen, den weißen Strunk unten abschneiden, trockene oder bräunliche Stängel kürzen. Die Frühlingszwiebelstangen mit der Küchenschere in kurze Stücke schneiden. Eine beschichtete Pfanne erwärmen, die Knoblauchzehe hineinpressen, bzw. Knoblauchstückchen hineingeben, unter Rühren etwas andünsten, bis sie duften. Dann die Lauchzwiebelstücke und die Erbsen hinzufügen. 2-3 Minuten unter Rühren garen, anschließend die abgetropften Krabben ebenfalls in die Pfanne geben. So lange rühren, bis die Flüssigkeit verdampft ist, anschließend mit der Kokosmilch und der Milch auffüllen. Die Gewürze hineingeben, unterrühren und den gekochten Reis unterheben. Mit der Sojasauce abschmecken.

GEFÜLLTE ZUCCHINI AUS DEM BACKOFEN
(für 4 Portionen)

2 mittelgroße Zucchini
1 altbackenes Brötchen
1 Zwiebel
1/2 EL Öl
200 g Rinderhack
100 g Magerquark
1 geh. TL gehackte Petersilie
1 EL Sonnenblumenkerne
20-30 g Hartkäse zum Reiben
Salz, Pfeffer, Paprika edelsüß

Zucchini waschen, putzen und halbieren. Mit Hilfe eines Teelöffels jede Zucchinihälfte aushöhlen. Die Zucchinihälften in wenig Wasser ca. 2-3 Minuten lang garen. Das Brötchen halbieren und die eine Hälfte in warmem Wasser einweichen. Die andere Hälfte zu Bröseln reiben. Das Zucchinifleisch klein schneiden, die Zwiebel schälen, würfeln und in dem Öl anbraten, dann die Zucchinistückchen hinzufügen und unter Rühren kurz dünsten. Mit Salz, Pfeffer und Paprika würzen. Das Hackfleisch nun mit den Zucchinistückchen aus der Pfanne, dem Quark, den Sonnenblumenkernen, der Petersilie und dem ausgedrückten Brötchen vermischen und würzen. Den geriebenen Käse mit den Semmelbröseln vermengen. Die Zucchinihälften mit der Hackfleischmasse füllen und darüber die Käsebröselmischung geben. Die Hälften auf ein mit Backpapier ausgelegtes Backblech setzen und im vorgeheizten Backofen bei 200 Grad ca. 25 Minuten backen. Dazu schmeckt Reis.

GRILLEN

Sommerzeit ist Grillzeit – und da das Grillen zu den fettarmen Zubereitungsmethoden zählt, ist dagegen gar nichts einzuwenden. Wenn da bloß nicht die kleinen, fetten Nürnberger Rostbratwürstchen wären ... Hier kann auch die fettärmste Garmethode nichts mehr retten. Es sei denn, sie werden »gestreckt«, immer nach dem Motto: nicht ohne mein Gemüse!

WURST-GEMÜSE-SPIESSE

Die Wurst in Stücke schneiden und abwechselnd mit viel Gemüse auf einen Schaschlickspieß stecken. Zur Auswahl könnten Zwiebelviertel, Paprikastücke, Zucchinistücke oder kleine Champignons stehen. So macht selbst ein Spieß schon satt, und es werden nicht reihenweise Würstchen vertilgt. Als Beilage sollten Sie immer einen gemischten Salat auffahren.

GAREN IN DER ALUFOLIE: FISCH-GEMÜSEPÄCKCHEN

Pro Person wird ein Stück Alufolie benötigt. Wenig Öl mit dem Pinsel auftragen und das mit Zitronensaft eingeriebene, gesalzene und gepfefferte Fischfilet (Rotbarsch, Kabeljau, Seelachs) auflegen. Darüber das in dünne Spalten geschnittene Gemüse legen (das können Kirschtomaten und Fenchelspalten oder Zucchini-Paprika-Raspel oder das aktuelle Lieblingsgemüse Ihres Kindes sein) und Kräuter dazugeben. Die Folie oben zusammennehmen und umschlagen bzw. einrollen. Im vorgeheizten Backofen bei 180-200 Grad ca. 25 Minuten garen.

KARTOFFEL-MÖHREN-WAFFELN

(für 4 Portionen)

250 g Kartoffeln + Gemüse (also z.B. 90 g Kartoffeln und 160 g Möhren)
1 Knoblauchzehe nach Geschmack
100 g Weizenvollkornmehl
50 g Haferflocken
1 Ei
150 ml fettarme Milch
1 gestr. TL Kräutersalz
ca. 50 ml Wasser

Die Kartoffeln und Möhren waschen und schälen, die Kartoffeln fein zerreiben, die Möhren fein raspeln. Knoblauch pellen und klein schneiden oder später in den Teig pressen. Das Mehl mit den Haferflocken, dem Ei und der Milch verrühren, Möhren und Kartoffeln unterrühren. Das Ganze würzen und unter Zugabe von Wasser geschmeidig rühren. Das Waffeleisen aufheizen und nach und nach vier Waffeln backen. Im angewärmten Backofen warm halten. Dazu gibt's Kräuterquark.

HACKFLEISCH-UFOS AUF TOMATEN-AUBERGINEN-BETT

(für 4 Portionen)

Für das Tomaten-Auberginen-Bett
1 kleine Zwiebel
1 Knoblauchzehe
1 kleine Aubergine
2-3 Tomaten
1 TL Olivenöl
1 EL Sojasauce
200 ml Wasser
1 Dose Tomatenmark (80 g)
1 Pr. Zucker
1 gestr. TL Pizzagewürz
Salz, Pfeffer
frisches Basilikum, klein geschnitten

Zwiebel und Knoblauchzehe pellen und in kleine Würfel schneiden. Aubergine und Tomaten waschen, Stielansätze rausschneiden und ebenfalls würfeln. Olivenöl in einer beschichteten Pfanne erhitzen, die Zwiebel- und Knoblauchstückchen darin glasig dünsten, dann mit Sojasauce ablöschen und die Auberginenwürfel hineingeben. Alles unter Rühren anbraten. Wasser dazugießen und das Tomatenmark einrühren. Mit geschlossenem Deckel alles 10 Minuten garen lassen. Kurz vor Ende der Garzeit die Tomatenwürfel hinzufügen. Mit den Gewürzen abschmecken und nach Geschmack pürieren. Etwas Basilikum aufstreuen.

Für die Ufos
(9 Stück)

1 kleine Zwiebel
200 g gekochter Vollkornreis (ca. 1 Kaffeebecher roher Reis)
450 g Hackfleisch vom Rind
1 Ei, groß
1 TL Salz
Pfeffer
2 geh. TL Kräuter

Die Zwiebel pellen und klein schneiden. Den gekochten, abgekühlten Reis mit dem Hackfleisch, den Zwiebelwürfeln, dem Ei, den Gewürzen und Kräutern gut verkneten. Mit den Händen jeweils etwas Fleischmasse abnehmen und in eine Donut-Form drücken. Im vorgeheizten Backofen bei 180 bis 200 Grad ca. 20 min. backen.
Das Gemüsebett auf die Teller verteilen und je ein Ufo absetzen. Die restlichen Ufos in Folie verpacken und im Kühlschrank aufbewahren. In Scheiben geschnitten sind sie ein prima Ersatz für Wiener Würstchen in Eintopf und Suppen. Oder am nächsten Tag in der Mikrowelle als Burgerbelag erwärmen (siehe Seite 135).

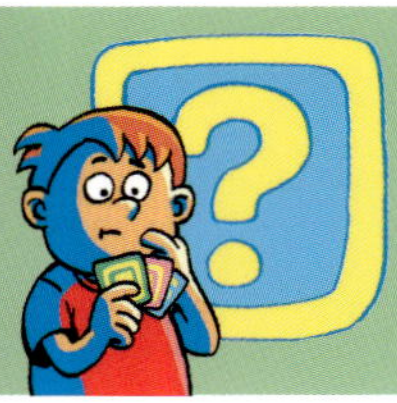

DAS KINDERQUIZ DER WOCHE

Welche genannten Lebensmittel sind fettarm und welche sind fettreich?
Notiere auf einem Zettel zwei Listen, einmal eine für die fettarmen Produkte, einmal eine für die Produkte mit sehr viel Fettanteil. Ein Tipp: Acht der Lebensmittel enthalten viel Fett. Die Auflösung findest du auf Seite 142.

Schweinebraten	Leberwurst	Pommes frites	Limburger
Hühnchenbrust	Bratkartoffeln	Reis	Kochkäse
Seelachsfilet	gekochter Schinken	Nudeln	Pellkartoffeln
Currywurst	Lachsschinken	Schmelzkäse	
Salami	Geflügelwurst	Butterkäse	

WOCHENPLAN 4

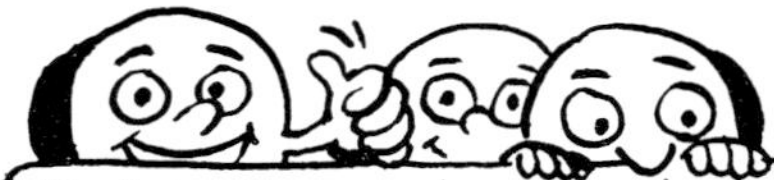

	MONTAG	DIENSTAG	MITTWOCH	DONNERSTAG	FREITAG	SAMSTAG	SONNTAG
Hast du alles, was du gegessen hast, in dein Esssäckchen gepackt?							
Hast du auch an alle Getränke gedacht?							
Kam dabei eine Pyramide heraus?							
Warst du heute mit dir zufrieden?							
Waren deine Eltern mit dir zufrieden?							
Hast du mindestens 2 Portionen Obst gegessen?							
Hast du mindestens 2 Portionen Gemüse gegessen?							
Hast du Vollkornprodukte gegessen?							
Hast du auf Süßigkeiten verzichtet?							
Hast du das Geheimprogramm konzentriert absolviert?							
Hast du höchstens 1 Stunde ferngesehen?							
Hast du höchstens 1 Stunde vor dem Rechner gesessen?							
Bist du mit dem Rad zur Schule gefahren oder beim Bus zwei Stationen früher ausgestiegen?							
Hast du statt Lift und Rolltreppe deine Beine benutzt?							
Hast du die Wissensfrage der Woche richtig beantwortet?							
Durch welche anderen Aktivitäten hast du Bonuspunkte gesammelt?							
Wie viele Bonuspunkte hast du heute insgesamt gesammelt?							

Hast du es diese Woche geschafft, den roten Fitnessgürtel zu erringen? Toll, dann gibt es 6 Punkte extra.

Wie viele Punkte hast du also insgesamt diese Woche zusammengetragen?

Hast du dir davon schon was ausgesucht, und wenn ja, wie viele Punkte bleiben dir noch?

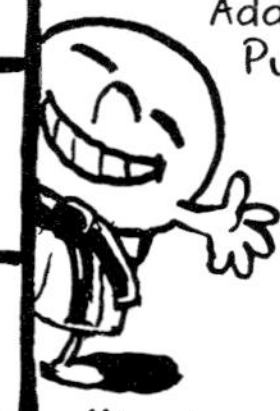

Wie viele Punkte hast du noch von letzter Woche? Addiere sie mit den Punkten, die dir von dieser Woche noch bleiben!

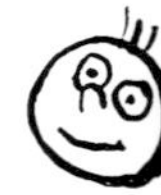

Übertrage alles in den großen 6-Wochen-Plan!

DIE 4. WOCHE: DIE HÄLFTE IST GESCHAFFT!

Sie beide können wahrlich stolz auf sich sein. Die Hälfte ist geschafft, und ich kann Ihnen versichern: Der Anfang ist immer am schwersten. Die Ernährungs- und Bewegungsumstellung wird von Woche zu Woche selbstverständlicher: So sind wir Menschen nun mal gestrickt. Wir gewöhnen uns an alles, es braucht einfach seine Zeit. Deshalb: Machen Sie weiter! Ein zukünftig zufriedenes und gesundes Kind ist es doch wert!

Wochenplan 4

Und nebenan wieder das Bonusprogramm zum Kopieren, Aufhängen und Eintragen.

Die Schwerpunkte dieser Woche sind ...

Getränke und Beine.

Fitnessschwerpunkt Beine

Durch das viele Sitzen sind die Beinmuskeln der meisten übergewichtigen Kinder stark unterentwickelt. Dass das nicht gut ist, versteht sich fast von selbst, schließlich sind starke Beine nicht nur schöner als wabbelige; da mehr Bewegung ins Leben kommen soll, sind gestärkte Beinmuskeln wichtig, um zukünftig große Sprünge machen zu können. Mit einer soliden Beinmuskulatur werden ganz nebenbei auch noch die Sprunggelenke vor zu hoher Belastung geschützt. Es gibt also gute Gründe, den Beinmuskeln, die Sie ja schon durch das Radfahren trainieren, eine Extraportion Zuwendung zukommen zu lassen.

Übung 1: Auf und nieder, immer wieder
Diese Übung stärkt die Oberschenkelmuskeln und die Koordination.

Die Ausgangsposition des Kindes ist der aufrechte Sitz auf dem vorderen Drittel eines Stuhls, d.h. also, dass der Rücken die Rückenlehne nicht berührt. Während des langsamen Aufstehens wird nun ein Ball um den Körper herumgegeben. Nun langsam setzen, danach erneut aufstehen bei gleichzeitigem Richtungswechsel des Balls.

Variation: Machen Sie die Übung mit, setzen Sie sich Ihrem Kind gegenüber und passen Sie sich beim Aufstehen und Setzen gegenseitig den Ball zu.

Diese Übung 20 x wiederholen, nach kurzer Pause folgt der 2. Durchgang.

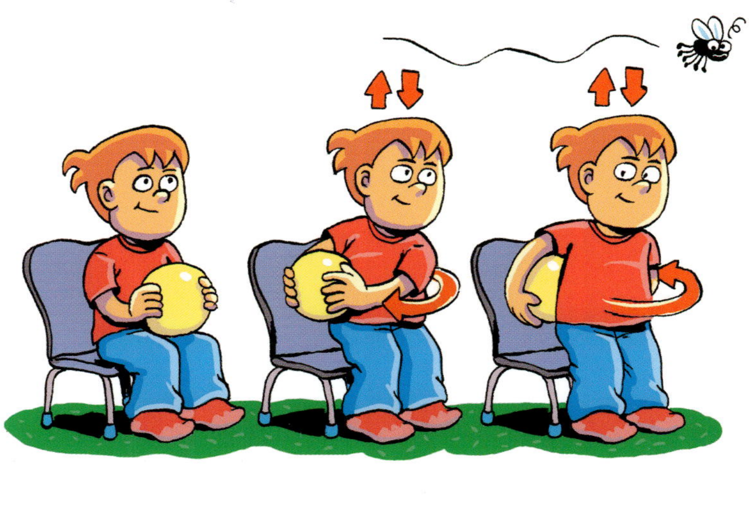

Übung 2: Brücken bauen
Diese Übung kennen Sie bereits, denn sie stärkt neben der Oberschenkelrückseite auch den Rücken. Also, wie in der 2. Woche auf Seite 85 verfahren!

Übung 3: Kleben an der Wand
Diese Übung dient wiederum den vorderen Oberschenkelmuskeln. Dabei stellt sich das Kind mit dem Rücken zur Wand und lässt sich herunterrutschen, bis die Knie rechtwinklig gebeugt sind, d.h. der Kniewinkel 90 Grad beträgt. Die Füße zeigen während der ganzen Übung nach vorn und stehen hüftbreit auseinander. Achten Sie darauf, dass die Knie nach schräg außen/vorn zeigen, auf keinen Fall nach innen! Die Schulterblätter bleiben die ganze Zeit fest gegen die Wand gedrückt. Diese Position kurz halten (ca. 5 Sekunden), danach in die Ausgangsposition zurückkehren.

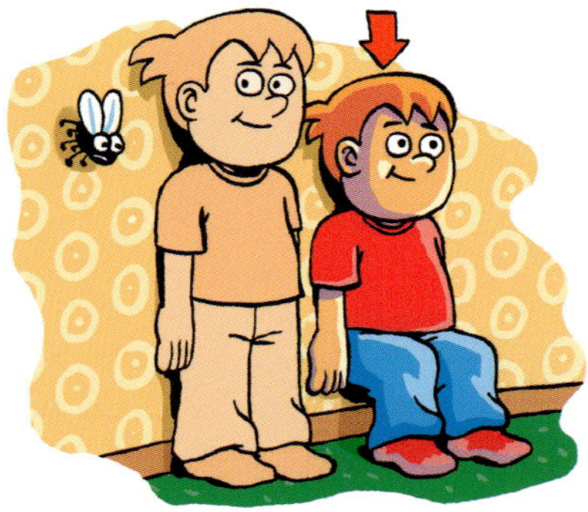

Alles 15 x wiederholen. Nach einer kurzen Pause folgt noch ein Durchgang.

Variation 1: Fortgeschrittene können die Beine, wenn sie den 90-Grad-Winkel erreicht haben, abwechselnd einige Male kurz nach oben ziehen. Achten Sie dabei darauf, dass das Kind die Position an der Wand nicht verändert, d.h. die Schulterblätter sollten weiterhin fest an die Wand gedrückt sein, den Oberkörper nicht abknicken, also keine Ausweichbewegungen zur rechten oder linken Seite vollführen.
Variation 2: Um die Übung kurzweiliger zu gestalten, können Sie sich mit Ihrem Kind Bälle zupassen. Aber Achtung: Auch hier gilt: Die Würfe sollen gerade sein, sodass das Kind die Position nicht verändern muss.

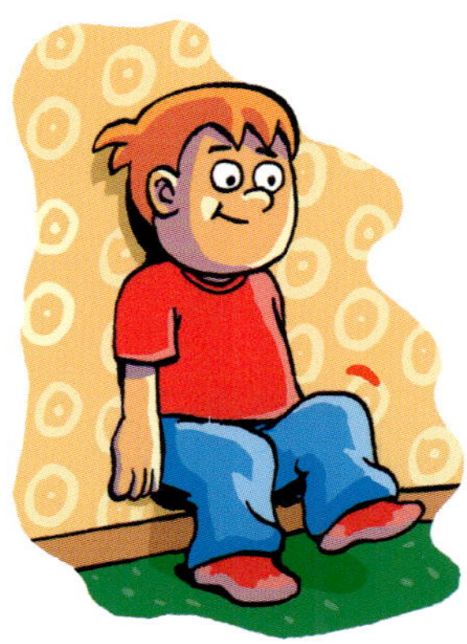

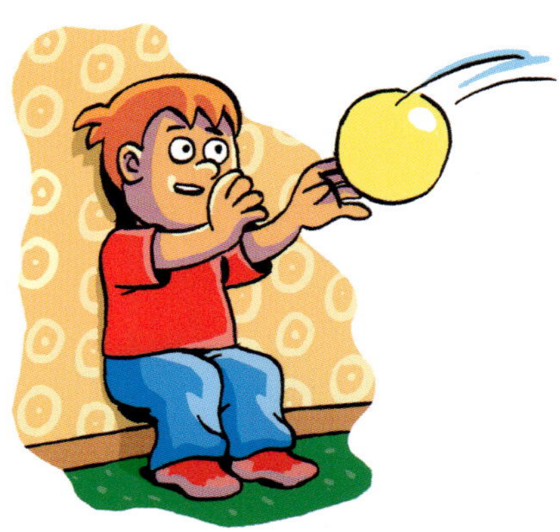

Übung 4: Beinheben
Diese Übung dient der Oberschenkel-Außenmuskulatur.

Ausgangsposition ist die stabile Seitenlage, wobei der Kopf auf den angewinkelten Arm gestützt wird. Das untere Bein wird ebenfalls leicht angewinkelt, das obere Bein wird angehoben. Dabei bleibt der Fuß die ganze Zeit über angezogen, das Bein jedoch die ganze Zeit gestreckt. Optimal wird die Übung, wenn das Heben und Senken des Beines langsam geschieht und das Bein beim Senken auch nicht vollständig abgelegt, sondern stets in Spannung gehalten wird.
Jedes Bein 15-20 x, danach 1 x wiederholen.

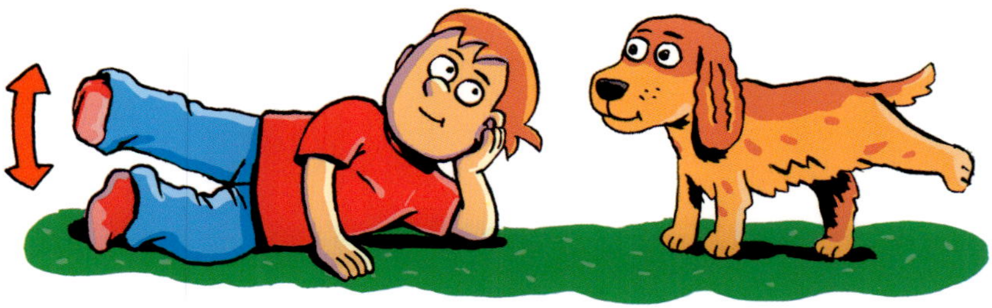

Übung 5 und 6
... Und damit weiterhin das Bäuchlein nicht zu kurz kommt, gibt es nun den **»Fit-Tipp«** und den **»Fit-Quer«** von Seite 75 und 76.

Ausdauertraining
Hier gibt es diese Woche gleich zwei Spielvorschläge zu zweit!

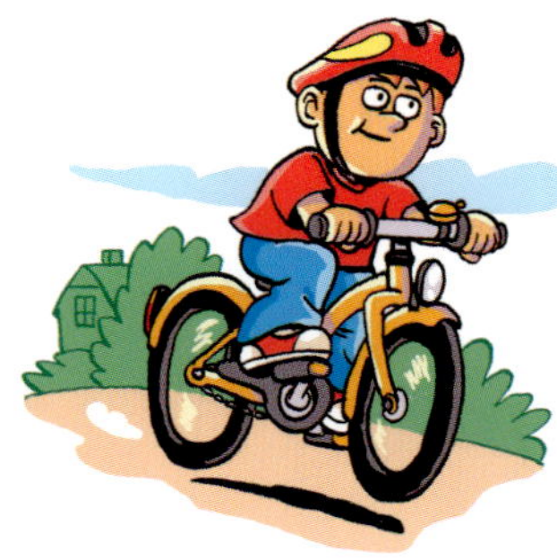

1. Spiel: Fahren nach Zeitgefühl
Wie lange dauern 5, 10, 20, 30 Minuten Radfahren? Ihr Kind fährt dabei so lange neben Ihnen her, bis es denkt, dass die vorgegebene Zeit um ist. Nur Sie haben eine Uhr, um seine Einschätzung zu überprüfen.

2. Spiel: Ralley
Hier brauchen Sie etwas Vorbereitungszeit, dieses Spiel ist also eher fürs Wochenende geeignet. Man kann es zu zweit oder mit der ganzen Familie spielen. Sie erstellen eine Wegkarte, die wichtige Punkte der Strecke enthält, also zum Beispiel einen See, einen großen Baum oder ein Kreuz am Wegesrand, eine Hütte oder eine Weggabelung – allerdings in verschlüsselter Darstellung. So kann aus »Baum« »Umba« werden oder aus »Hütte« »Thetü«, aus »Kreuz« »Zerku« und aus »Gabelung« »Gulenbalg«. Das Ziel ist ein besonderer Ort, den man über die Hinweise auf der Karte findet und der auch verschlüsselt angegeben ist.

DAS SUPERKID-McFIT-GEHEIMPROGRAMM FÜR DIE 4. WOCHE

DEINE AUFGABEN IN DIESER WOCHE	ERFÜLLT? JA/NEIN	WIE HAST DU DICH GEFÜHLT? HAT ES SPASS GEMACHT?	PUNKTE
1 x Radfahren, mind. 20 min. am Stück (2 Punkte)			
1 x »Fahren nach Zeitgefühl« oder »Ralley«, mind. 20 min. am Stück (2 Punkte)			
2 x »Auf und nieder!«, 20 Wiederholungen, 2 Sätze (2 Punkte)			
2 x »Brücken bauen«, 15-20 Wiederholungen, 2 Sätze (2 Punkte)			
2 x »Kleben an der Wand«, 15 Wiederholungen, 2 Sätze (2 Punkte)			
2 x »Beinheben«, 15-20 Wiederholungen, 2 Sätze (2 Punkte)			
2 x »Fit-Tipp«, 15 Wiederholungen, 2 Sätze (2 Punkte)			
2 x »Fit-Quer«, 10 Wiederholungen zu jeder Seite, 2 Wiederholungen (2 Punkte)			
Gesamtpunktzahl:			

Info: Getränke

Kommen wir wieder zum Ernährungsschwerpunkt: Dieses Mal handelt es sich wie bereits angekündigt um **Getränke** – und hier werden viele Ernährungssünden begangen, ohne dass man sich dessen bewusst wäre.

Erste Regel in puncto Flüssigkeit ist: Regelmäßiges und ausreichendes Trinken ist wichtig. Folgen von Flüssigkeitsmangel können sonst Kopfschmerzen, Schwindel, Kreislaufprobleme, Müdigkeit und Konzentrationsschwächen sein. Das haben auch Untersuchungen über den Zusammenhang zwischen Trinkverhalten und Konzentration nachgewiesen, mit dem Ergebnis: Wer ausreichend und regelmäßig trinkt, ist geistig und auch körperlich fitter.

Achten Sie deshalb verstärkt darauf, dass Ihr Kind genügend und regelmäßig trinkt. Zu jeder Mahlzeit sollten Sie daher auch mindestens ein Getränk anbieten. Dies ist nun sogar noch wichtiger als früher, denn durch die erhöhte Ballaststoffzufuhr und die Reduzierung der Nahrungsmengen braucht der Körper noch mehr Extra-Wasser von außen.

Weniger Kalorien + mehr Ballaststoffe = mehr trinken

Zum einen brauchen nämlich die Ballaststoffe viel Flüssigkeit, denn sie quellen im Magen auf und sorgen dort für eine lang anhaltende Sättigung, sie entziehen aber dem Körper somit auch Wasser, das Sie zusätzlich zuführen müssen. Zum anderen hat die Reduktion der verzehrten Mengen auch eine Reduktion der aufgenommenen Wassermenge zur Folge, die ja sonst in den Lebensmitteln enthalten gewesen wäre. Dies muss durch veränderte Trinkgewohnheiten ausgeglichen werden.

Das Problem, das Sie sicher auch mit Ihren Kindern haben, ist nun aber, dass ausgerechnet die Sprösslinge zu wenig trinken – dabei ist das Trinken gerade für Kinder besonders wichtig, denn Sie besitzen im Vergleich zum Erwachsenen einen deutlich höheren Wasseranteil im Körper. Eine neue Initiative mit der Bezeichnung **»Trinken im Unterricht«** setzt sich dafür ein, dass Schulkinder auch im Unterricht trinken dürfen, da sie sonst die für sie empfohlenen Flüssigkeitsmengen nicht erreichen. Wie sieht es an der Schule Ihres Kindes aus? Reden Sie doch mal mit den Lehrern oder sprechen Sie das Thema beim nächsten Elternabend an.

Mehr trinken + das Richtige trinken = gut trinken

Jetzt bleibt noch die Frage nach der *richtigen Wahl am Getränkeregal.* Auch das Problem, dass Kinder gern Ungesundes trinken, wird Ihnen nicht unbekannt sein. Normalerweise halte ich mich bei Aussagen zu Kaloriengehalten eher zurück, bei den Getränken mache ich jedoch eine Ausnahme – denn Sie werden staunen, wie viele Kalorien so manche Getränke haben und wie

KALORIENGEHALT VON GETRÄNKEN IM VERGLEICH

GETRÄNK	KALORIENGEHALT PRO 100 ml
Orangensaft, ungesüßt	42
Orangensaft, frisch gepresst	43
Apfelsaft	48
Johannisbeernektar, schwarz	56
Traubensaft	70
Karottensaft	21
Cola	43
Malzbier	50
Limonade	30-48
Vollmilch (3,5 %)	65
fettarme Milch (1,5 %)	47

stark zuckerreiche Getränke wie Limo, Cola und unverdünnter Saft zum Übergewicht beitragen können.

Viele Eltern glauben, dass Sie Ihrem Kind mit einem Glas Saft etwas Gutes tun können. Natürlich schneidet der Saft im Vergleich zur Limo vom Nährstoffgehalt her besser ab, er ist das qualitativ hochwertigere Getränk, vom Kaloriengehalt her unterscheiden sich die beiden allerdings kaum voneinander, und teilweise liegt der Saft sogar noch weit über der Limo (siehe Seite 113).

Ein Beispiel ...
Trinkt ein Kind also zum Frühstück 1 Glas (à 200 ml) Apfelsaft, kommt es damit auf zusätzliche 96 kcal, zwischendurch in der Schulpause 1 Dose Cola (0,33 l) macht dann noch mal 142 kcal, eine fertig gemixte Apfelschorle zum Mittagessen macht sich mit 70 kcal bemerkbar, nachmittags bei Freunden 2 Becher (300 ml) Kakao aus Vollmilch macht dann alleine nur aus der Milch noch einmal 200 kcal, und trinkt es abends dann noch 1 Malzbier, dann kommt es auf weitere 100 kcal.

Über den Tag verteilt werden auf diese Weise alleine durch die Getränke rund **600 kcal** aufgenommen – und das wiederum ist ca. ein Drittel des Energieverbrauchs eines 7- bis 9-Jährigen. Dass das dem Plan der Gewichtsreduktion mächtig im Wege steht, ist klar, denn der Hunger bleibt ja bestehen. Und auch, wenn man denkt, man täte mit einem verdünnten Saft dem Kind was Gutes: Ist der dann wirklich ohne Zuckerzusatz? Hier gilt ebenfalls: Lesen Sie die Zutatenangabe. Alles, wo Zucker draufsteht, sollte nicht in Ihrem Einkaufswagen landen. Bei vielen Bezeichnungen kann man jedoch schon am Namen erkennen, dass es sich hier um Produkte mit Zuckerzusatz handelt. Im Kasten auf Seite 115 ein kleiner Überblick!

Bleiben also noch die Light-Getränke ...
Hier wird zwar die Kalorienmenge durch die Zuckeraustauschstoffe deutlich reduziert – aber egal, ob es sich dabei um Getränke oder Joghurt-Produkte handelt: **Für Kinder und Jugendliche sind sie nicht zu empfehlen!** Zum einen verzögern oder verhindern sie, dass Kinder trotz Zuckerreduktion den Geschmacksreiz »süß« wieder schneller wahrnehmen; zum anderen führen sie den Körper in die Irre. Denn durch den vorgegaukelten »Zuckerkick« wird ebenso viel Insulin – das so genannte Masthormon, Sie erinnern sich – ausgeschüttet wie beim normalen Zucker. Im Endeffekt setzt der Körper dann immer noch zu viel Insulin frei – da es aber keinen Zucker findet, senkt es eben notgedrungen den Blutzuckerspiegel. Die Folge ist **Unterzuckerung**, die Müdigkeit und Konzentrationsschwäche nach sich zieht und, vielleicht ahnen Sie es bereits, Heißhunger vorwiegend nach Süßem. Wie auch bei zu viel Zucker gerät die Insulinproduktion insgesamt aus dem Ruder.

Gesundheitsrisiko Zuckerersatzstoff
Als wäre das noch nicht genug: Manche Süßstoffe werden bereits als gesundheitsschädigend eingestuft. So wurde Cyclamat (E 952) in den USA bereits verboten, da es sich in Tierversuchen als Krebs fördernd herausgestellt hatte. Saccharin (E 954) ist in den USA nur noch mit Warnhinweis zugelassen, auch hier zeigten Tierversuche eine Krebs fördernde Wirkung. As-

AUF DEN INHALT KOMMT ES AN! FRUCHTSAFT & CO. IM PRÜFSTAND

Fruchtsaft: Nur ein Saft wird zu 100 % aus Früchten hergestellt. Allerdings kann er dann auch aus einem Konzentrat gewonnen werden, bei dem die ursprüngliche Wassermenge erst reduziert und anschließend wieder zugesetzt wurde. Bei einem Direktsaft handelt es sich tatsächlich um den Saft gepresster Früchte. Nur in Ausnahmefällen dürfen Fruchtsäfte auch gezuckert werden. Allerdings muss das dann auf der Zutatenliste angegeben werden.
Fruchtnektar: Nektar – das hört sich erlesen an, ist aber im Endeffekt »nur« ein mit Zuckerwasser verdünnter Fruchtsaft. Der Mindestfruchtanteil liegt lediglich zwischen 25-50 %, je nach Frucht. Dazu kommt dann Wasser und ein erlaubter Zuckergehalt von maximal 20 %. Fazit: Hände weg!
Fruchtsaftgetränk: Hier liegen die Fruchtanteile dann nur noch zwischen 6 und 30 %, die mit Wasser verdünnt und mit Zucker gesüßt werden. Fazit: erst Recht Hände weg!
Eistee: Ihn gibt es auf Schwarztee- oder Früchteteebasis. Ersterer enthält Koffein, und zwar knapp halb so viel wie Schwarztee. Genauso wie Cola ist daher auch koffeinhaltiger Eistee kein Kindergetränk! Hat er als Basis allerdings einen Früchtetee, ist er oft sehr stark gezuckert. Lesen Sie auch hier genau das Etikett!
Limonade: Limonaden bestehen aus Wasser, Zucker, Aromen und Säuren bzw. geringen Fruchtsaftbestandteilen von 0 bis 3 %. Auch hier gilt: Nur ausnahms- und nicht literweise!
Käufliche Fruchtsaftschorlen: Sie bestehen meist aus 60 % Fruchtanteil – zu viel, um für unser Vorhaben der Gewichtsreduktion wirklich geeignet zu sein. Außerdem enthalten sie meistens noch diverse Antioxidationsmittel, die man seinem Kind auch nicht täglich zuführen sollte.

partam (E 951) steht im Verdacht, neurotoxische Effekte wie Kopfschmerzen und Stimmungsschwankungen zu erzeugen.

Alles in allem sind das doch jede Menge gute Gründe, Ihrem Kind die Fruchtsaftschorlen selbst zuzubereiten und öfter mal Kräuter- und Früchtetee zu trinken. Gut, zugegeben, viele Kinder mögen das nicht so gerne, aber es liegt an Ihnen, Ihrem Kind die vielen positiven Effekte einer kalorienarmen Getränkezufuhr nahe zu bringen. Vielleicht könnte auch **Rotbuschtee** die Lösung sein. Er besitzt von Natur aus einen leicht süßlichen Geschmack. – Aber wie überall gilt auch hier: Die Geschmacksvorlieben sind angelernt und können sich auch ändern! Gehen Sie mit gutem Beispiel voran, trinken Sie zum Mittagessen oder zwischendurch eine Apfelschorle mit Ihrem Kind mit und zum Abendbrot eine Tasse Tee. Manchmal wirkt das schon Wunder!

Trinken unterwegs
Für unterwegs sind Trinkpäckchen, Dosen und Plastikflaschen zwar praktisch, aber genauso »cool« kann auch eine bunte Aluflasche daherkommen, die mit der eigenen, kalorienarmen Mischung (Wasser und Saft im Verhältnis 3:1) abgefüllt werden kann.

Tolle Alternativen zu Limo und Eistee

SCHWUNG INS GLAS MIT TEA'N'FRUIT!

Früchtetee kann ebenso wie Wasser als Basis für Fruchtsaftschorlen herhalten, und gerade im Sommer ist eine gekühlte Fruchtteeschorle eine echte Alternative zum Eistee! Dafür wird einfach die Basis aus Früchtetee (ungesüßt und kein Instantprodukt) im Verhältnis 3:1 mit Fruchtsaft vermischt. Das ist zum einen geschmacklich mal was anderes und sieht durch den rötlich schimmernden Tee auch sehr hübsch aus!

FROZEN-FRUIT-COCKTAIL

Stecken Sie verschiedene Früchte, wie Pfirsich- oder Nektarinenspalten, grüne und blaue Weintrauben, kleine Apfelstückchen, Kiwischeiben, Erdbeerstückchen oder entsteinte Kirschen auf einen Schaschlickspieß. Legen Sie die Spieße anschließend nebeneinander auf ein Tablett und gefrieren Sie sie im Tiefkühlfach. Sie machen zum einen eine zimmerwarme Schorle im Sommer erfrischend kühl und sorgen zugleich für ein eisiges Naschvergnügen. Die schnellere Variante sind tiefgekühlte Beeren. Geben Sie von ihnen einfach eine Hand voll ins Glas, gießen Sie die Schorle drauf, fertig! Ach ja: Die Cocktailgabel nicht vergessen!

AROMA-BOOSTER

Gefrorene Eiswürfel aus Fruchtsaft geben langweiligem Wasser ein leckeres Aroma und werten es auch optisch enorm auf! Geben Sie dazu verschiedene Fruchtsäfte, zum Beispiel Orangensaft, Kirschsaft oder Multivitaminsaft, in den Eiswürfelbehälter und lassen Sie alles gefrieren. Versetzen Sie dann ein großes Glas Wasser mit einem Mix aus verschieden farbigen Eiswürfeln.

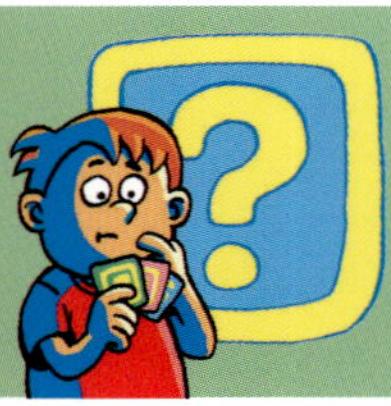

DAS KINDERQUIZ DER WOCHE

Wie viel und was solltest du trinken? Kreuze die Antwort an, von der du denkst, dass sie die richtige ist, und lies auf Seite 142 nach, ob das auch wirklich stimmt!

A	Ich sollte mindestens sechs große Gläser trinken. Davon kann ein Glas ein Fruchtsaft, die anderen Getränke sollten aber überwiegend Tees oder Fruchtsaftschorlen sein.	
B	Vier große Gläser reichen aus, denn damit ist mein Durst gestillt. Am besten ist es, wenn sich diese vier Gläser aus Fruchtnektar, Früchtetee oder Kräutertee zusammensetzen.	
C	Ich soll so viel trinken, wie ich durstig bin. An einem Tag mehr, am anderen Tag weniger. Limonaden sind okay, denn sie enthalten viele Vitamine.	

DIE 5. WOCHE – DAS LETZTE DRITTEL HAT BEGONNEN!

Und wieder ist eine Woche herum und Sie haben Ihr Wissen und das Ihres Kindes um eine wichtige Komponente erweitert. Sind Sie vielleicht sogar auf den Geschmack gekommen? Das würde mich sehr freuen. Doch spätestens jetzt ist der Zeitpunkt gekommen, an dem Sie mit Ihrem Kind überlegen sollten, was nach den sechs Wochen eigentlich passieren soll und wie die neuen Ess- und Bewegungsgewohnheiten beibehalten werden können.

Gibt es in Ihrer Nähe vielleicht eine Sportgruppe speziell für dickere Kinder? Ihr Kind kann doch nach diesen sechs Wochen mit seinem Ausdauer- und Kraftzuwachs locker mithalten und vielleicht sogar besser sein als manch anderer! Wenn Sie in einer größeren Stadt wohnen, dann müssten Sie eigentlich fündig werden! Leben Sie dagegen in einer Kleinstadt, so gibt es doch ganz sicher in der Nachbarschaft oder in der Schule andere Kinder, die ähnlich schwergewichtige Probleme haben. Wie wäre es, wenn die Eltern sich abwechselnd um die sportliche Betätigung am Wochenende kümmern könnten. Nur Mut! Die meisten werden von solch einer Anregung begeistert sein und Sie um Ihre Eigeninitiative bewundern.

Wochenplan 5

Auf der nächsten Seite finden Sie die fünfte Wochentabelle. Und immer schön fleißig alles eintragen, nicht wahr?

Die Wochenschwerpunkte dieser Woche sind:

Zucker und Koordinationsübungen.

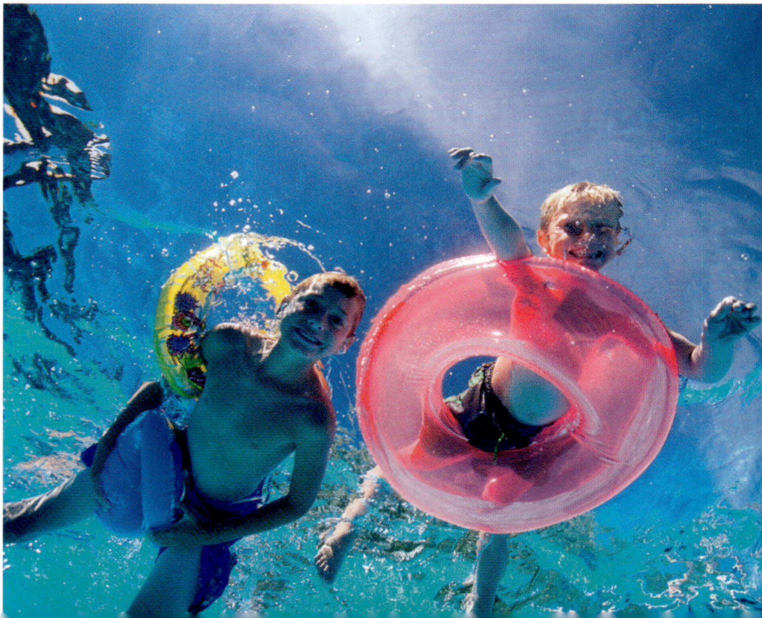

WOCHENPLAN 5

	MONTAG	DIENSTAG	MITTWOCH	DONNERSTAG	FREITAG	SAMSTAG	SONNTAG
Hast du alles, was du gegessen hast, in dein Esssäckchen gepackt?							
Hast du auch an alle Getränke gedacht?							
Kam dabei eine Pyramide heraus?							
Warst du heute mit dir zufrieden?							
Waren deine Eltern mit dir zufrieden?							
Hast du mindestens 2 Portionen Obst gegessen?							
Hast du mindestens 2 Portionen Gemüse gegessen?							
Hast du Vollkornprodukte gegessen?							
Hast du auf Süßigkeiten verzichtet?							
Hast du das Geheimprogramm konzentriert absolviert?							
Hast du höchstens 1 Stunde ferngesehen?							
Hast du höchstens 1 Stunde vor dem Rechner gesessen?							
Bist du mit dem Rad zur Schule gefahren oder beim Bus zwei Stationen früher ausgestiegen?							
Hast du statt Lift und Rolltreppe deine Beine benutzt?							
Hast du die Wissensfrage der Woche richtig beantwortet?							
Durch welche anderen Aktivitäten hast du Bonuspunkte gesammelt?							
Wie viele Bonuspunkte hast du heute insgesamt gesammelt?							

Wie viele Bonuspunkte hast du diese Woche insgesamt gesammelt?	
Wie viele Punkte hast du ausgegeben und für was?	
Wie viele Punkte sind dir noch von letzter Woche geblieben?	

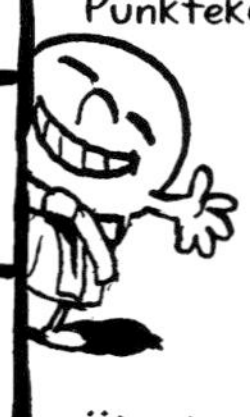

Wie viele Punkte hast du im Moment auf deinem Punktekonto?

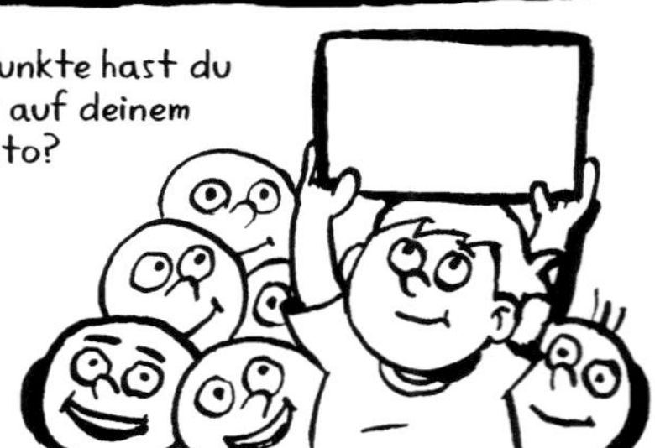

Übertrage alles in den großen 6-Wochen-Plan!

Diese Woche besteht für Ihr Kind die Möglichkeit, eine **Extra-Bonuspunktzahl** zu ergattern. Denn neben dem Krafttraining, bei dem es sich einen Trainingsplan aus fünf Übungen der vergangenen Woche selbst zusammenstellen soll, wird diese Woche zusätzlich die Koordination und das Gleichgewichtsgefühl trainiert, die oft große Mängel aufweisen, für eine gesunde Körpererfahrung aber unerlässlich sind.

Übungscocktail, selbst gemixt

Bei den Kraftübungen sollen die fünf auszusuchenden die Auflage erfüllen, dass sie sowohl die Rücken- und Bauchmuskeln als auch die Arm- und Beinmuskeln beanspruchen. *Die Übungen sollen dann in den Trainingsplan in dieser Woche eingetragen werden.*

Schwerpunkt dieser Woche sollen aber Gleichgewichtsübungen sein, denn die Qualität der koordinativen Fähigkeiten bestimmt auch das Maß an **Bewegungssicherheit**, über das Ihr Kind verfügt und das nicht zuletzt das Verletzungsrisiko Ihres Schützlings extrem beeinflusst.

Neuere Studien weisen darauf hin, dass ein Training im Allgemeinen und ein Koordinationstraining im Besonderen neue Vernetzungen zwischen Nervenbahnen begünstigt – was offensichtlich auch der geistigen Entwicklung zuträglich ist. Besonders, wenn Nervenbahnen trainiert werden, die die Gehirnhälften miteinander verbinden, kommt dies Ihrem Schützling zugute und führt oft zu einer **Lösung von Blockaden und Lernstörungen**.

Werden die koordinativen Fähigkeiten nicht trainiert und verkümmern sie, kann das Kind seinen Körper nicht angemessen wahrnehmen; das mangelnde Vertrauen in die eigenen Fähigkeiten führt wiederum zu einer verminderten Bewegungsaktivität – und schon stehen wir in einem **zweiten Teufelskreis**, der sich schon oft neben den negativen psychosozialen Faktoren (siehe Seite 30 ff.) als zweiter wichtiger Grund für mangelnde Bewegung, falsche Ernährung und starkes Übergewicht erwiesen hat.

Fitnessschwerpunkt Koordination

Diesen Teufelskreis wollen die folgenden Übungen nun durchbrechen. Denn: Durch ein gezieltes Training der koordinativen Fähigkeiten werden Bewegungserfahrungen gemacht, Bewegungssicherheit gewonnen und das Selbstvertrauen gesteigert.

Vorab: Vielleicht kommen Ihnen diese Übungen erst einmal seltsam vor, und Sie fragen sich, was das denn mit Gewichtsreduktion zu tun hat. Aber glauben Sie mir: eine ganze Menge, nur nicht so offensichtlich wie die anderen Übungen! Nehmen Sie sich besonders jetzt Zeit fürs Training und versuchen Sie, eine möglichst entspannte Atmosphäre zu schaffen.

Übung 1: Anspannen – Entspannen

Ihr Kind liegt oder sitzt auf dem Boden. Sie benennen nun ein Körperteil, das angespannt werden soll. Also: rechter Arm, linkes Bein, Po. Ihr Kind soll daraufhin die Spannung aufbauen, einige Sekunden halten und wieder lösen.

Mindestens 20 x mit verschiedenen Körperteilen durchführen. Danach kurze Pause ... und alles noch mal von vorn.

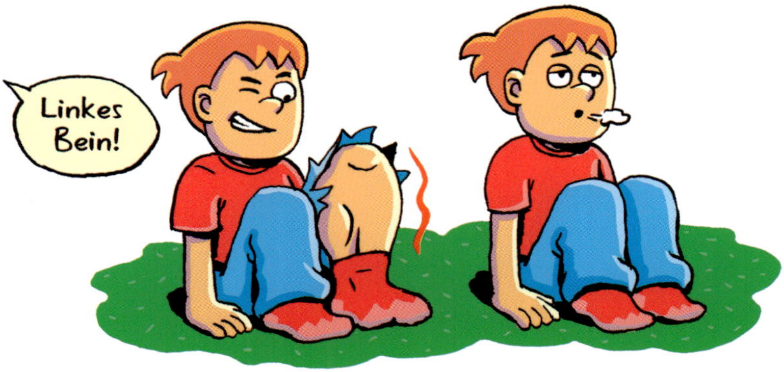

Übung 2: Rückenmalerei

Bei dieser Übung sitzt Ihr Kind entspannt und mit geschlossenen Augen auf dem Boden. Sie malen mit einem Finger Zahlen oder Buchstaben auf seinen Rücken oder schreiben ganze Wörter. Ihr Kind soll sich dabei konzentrieren und anschließend erraten, was Sie ihm auf den Rücken gemalt oder geschrieben haben.

Das Ganze soll etwa 10 x durchgeführt werden und am Schluss den Satz noch einmal wiederholen.

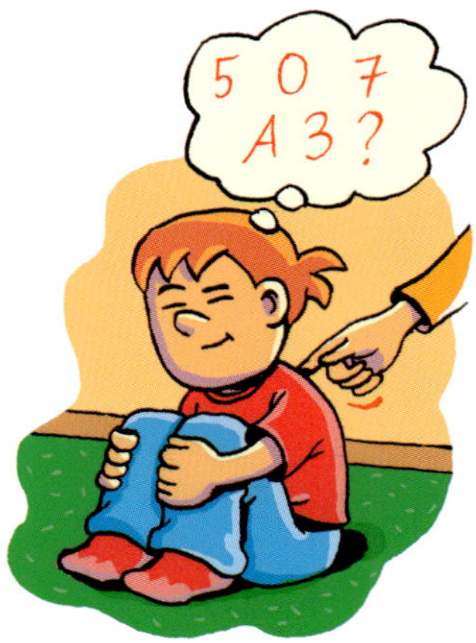

Auch die Anschaffung eines Gesundheitsballs ist eine Überlegung wert. So einen Ball gibt es in jedem Ärzte- und Gesundheitshaus in verschiedenen Größen, je nach Größe Ihres Kindes. Auf einem Gesundheitsball lassen sich die vielfältigsten Gleichgewichts- und Kraftübungen durchführen, ohne dass der Spaß zu kurz kommt.

Übung 3: Geduld

Ihr Kind liegt auf dem Bauch und hat die Augen geschlossen. Sie sitzen seitlich daneben und versuchen nun, Wäscheklammern an die Kleidung zu stecken. Spürt Ihr Kind das Anstecken einer Klammer und kann es den Ort richtig identifizieren (z.B. linkes Bein, unterer Rücken), so müssen Sie die Klammer entfernen und an einen anderen Ort stecken.

20 x wiederholen, nach kurzer Pause noch einmal von vorn.

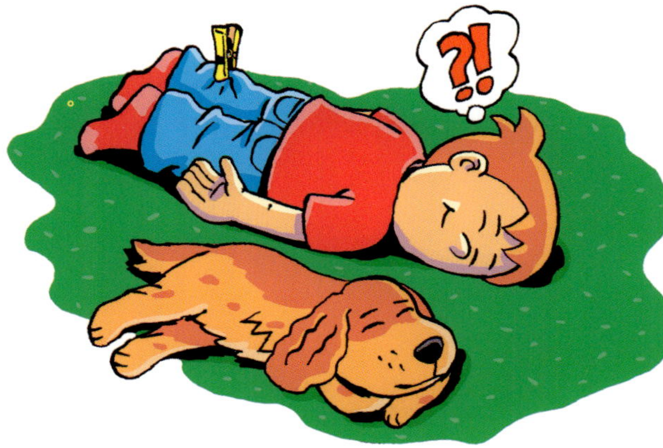

Übung 4: Storch

Ihr Kind steht bei dieser Gleichgewichtsübung aufrecht, die Arme hängen zu beiden Seiten locker herunter, die Haltung ist gerade. Nun wird das linke Bein angehoben, bis sich die rechte Hand und das linke Knie im Stand berühren. Anschließend wird diese Übung mit dem anderen Bein gemacht, wobei sich hierbei die linke Hand und das rechte Knie berühren.

10 x pro Seite, 2 Durchgänge

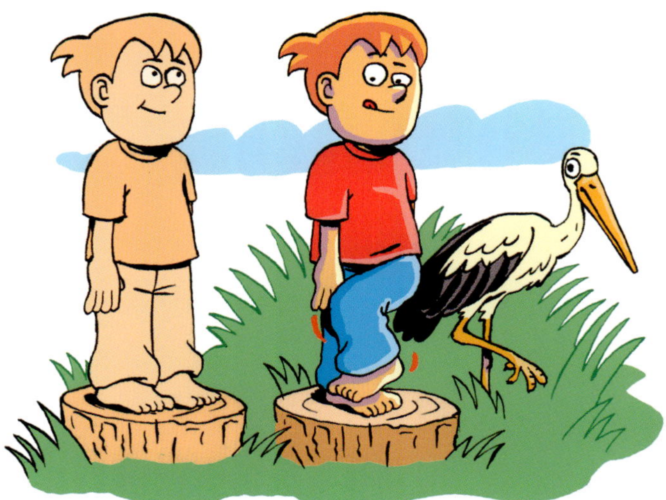

Übung 5: Drahtseil

Legen Sie für diese Übung ein Seil oder etwas Ähnliches auf den Boden und markieren Sie damit eine Linie, auf der das Kind anschließend mit dem Blick zur Decke oder mit verbundenen Augen balancieren soll. Wenn genügend Platz vorhanden ist, kann die Übung auch variiert werden, indem sich das Kind zuerst so schnell wie möglich um die eigene Achse dreht und danach auf dem Seil balanciert.
3 x wiederholen, nach kurzer Pause noch einmal 3 Durchgänge

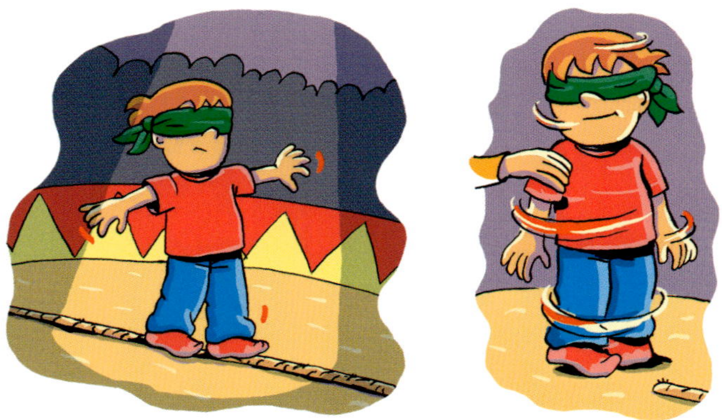

Wurden die fünf Koordinationsübungen an zwei Tagen die Woche ausgeführt, gibt es satte **15 Punkte** zusätzlich aufs Bonuspunktekonto.

Ausdauertraining

Kommen wir nun wieder zum **Spiel der Woche!**

Geschichten erfinden

Dieses »Spiel« ist äußerst kurzweilig, fördert die Fantasie und benötigt Null-Komma-Null Vorbereitungszeit. Und so geht es:

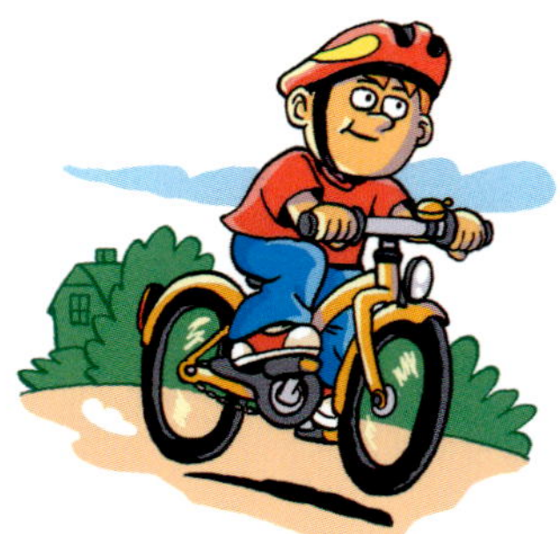

Während Sie radeln, erfinden Sie gemeinsam eine Geschichte! Beginnen Sie mit dem ersten Satz, Ihr Kind folgt mit dem zweiten, Sie mit dem dritten usw. Fast noch mehr Spaß macht es, wenn Sie vor dem Spiel festlegen, um welche Art von Geschichte es sich handeln soll. Das kann eine Kriminalgeschichte sein, eine Abenteuer- oder Piratengeschichte, eine Liebes- oder Spukgeschichte – je nach Lust, Laune und Vorliebe.

DAS SUPERKID-McFIT-GEHEIMPROGRAMM FÜR DIE 5. WOCHE

DEINE AUFGABEN IN DIESER WOCHE	ERFÜLLT? JA/NEIN	WIE HAST DU DICH GEFÜHLT? HAT ES SPASS GEMACHT?	PUNKTE
1 x Radfahren, mind. 20 min. am Stück (2 Punkte)			
1 x »Geschichten erfinden«, mind. 20 min. am Stück (2 Punkte)			
2 x »..................«, ... Wiederholungen, 2 Sätze (2 Punkte)			
2 x »...................«, ... Wiederholungen, 2 Sätze (2 Punkte)			
2 x »...................«, ... Wiederholungen, 2 Sätze (2 Punkte)			
2 x »...................«, ... Wiederholungen, 2 Sätze (2 Punkte)			
2 x »...................«, ... Wiederholungen, 2 Sätze (2 Punkte)			
2 x »Anspannen – Entspannen«, 20 Wiederholungen, 2 Durchgänge (3 Punkte)			
2 x »Rückenmalerei«, 10 Wiederholungen, 2 Durchgänge (3 Punkte)			
2 x »Geduld«, 20 Wiederholungen, 2 Durchgänge (3 Punkte)			
2 x »Storch«, 10 x pro Seite, 2 Durchgänge (3 Punkte)			
2 x »Drahtseil«, 3 Wiederholungen, 2 Durchgänge (3 Punkte)			
Gesamtpunktzahl:			

Info: Zucker – der billige Suchtstoff

Stellen Sie sich vor, Sie waren eben mit Ihrem Kind beim Arzt, weil es wegen dem Spott der Klassenkameraden ein Medikament gegen Traurigkeit, Langeweile und Frust benötigt. Die Kinderärztin verschreibt auch etwas, aber da Sie natürlich wissen wollen, wie Ihr Kind da medikamentös »versorgt« wird, lesen Sie den Beipackzettel aufmerksam durch. Und Sie lesen ...

An Nebenwirkungen sind bekannt geworden:

- *Zahnverfall von frühester Kindheit an*
- *Bauchschmerzen durch Magen- und Darmbeschwerden, Übelkeit, Erbrechen*
- *Verstopfung, Darmpilzbefall, Kopfschmerzen*

Bei längerer Einnahme sind erwiesen:
Bluthochdruck, Zuckerkrankheit (Diabetes), Übergewicht, depressive Verstimmungen
In diesem Zusammenhang kann die Einnahme zu
Bewusstlosigkeit, Schlaganfall, Herzinfarkt, Erblinden, Nervenausfällen, Nierenversagen sowie Amputationen der Gliedmaßen führen.
Leider sind auch Todesfälle bekannt geworden.

Das würde Ihnen doch sicherlich die Sprache verschlagen, und wahrscheinlich würden Sie sofort den Kinderarzt wechseln. Und was passiert, wenn ich Ihnen verrate, dass dieses »Medikament« unter der handelsüblichen Bezeichnung »Zucker« in jedem Supermarkt zu einem Spottpreis kiloweise zu haben ist ... ? Zucker ist ein Stoff, der süchtig macht – und der nicht nur in Schokolade lauert, sondern auch in scheinbar »gesunden« Frühstückscerealien.

Das Leben schon morgens versüßen ...?
Zu den besonders zuckerreichen Lebensmitteln gehören die bei Kindern sehr beliebten Müslis bzw. Frühstückscerealien, die durch ihren Zuckergehalt als Süßigkeit eingestuft werden müssen. Auch hier hilft ein Blick auf die Zutatenliste weiter, denn die absoluten Spitzenreiter schwingen mit bis zu 40 Prozent Zucker die Insulin-Keule.

So genehmigen sich die kleinen Problemfälle bereits morgens ihre erste Süßigkeitenportion, oftmals als »gesundes Milchfrühstück« verkauft. So viel Zucker jedoch führt zum Zuckerloch am Vormittag. Die Folgen sind Konzentrationsmangel, Müdigkeit und Heißhunger. Ein **vollwertiges Frühstück** hingegen sieht anders aus.

Tauschen Sie die Schoko- und Nussmüslis, also die zucker- und fettreichen Varianten, gegen vollwertige und kalorienärmere Sorten. Dies sollte jedoch nicht abrupt, sondern ganz gemächlich geschehen: Wenn Ihr Kind beispielsweise Smacks mit Honigguss unwiderstehlich findet, können Sie behutsam Haferflocken untermischen. Die Menge der untergemischten Flocken soll nur allmählich gesteigert werden, damit Ihr Kind die Möglichkeit hat, sich an den veränderten Geschmack zu gewöhnen und die Empfindungsschwelle für »süß« herunterzusetzen. Man kann nämlich etwas als süß wahrnehmen, ohne dass 30 Gramm Zucker mit im Spiel sind.

Bestehen Sie allerdings darauf, dass das Müsli immer mit Obst kombiniert genossen wird. Obst gibt natürliche Süße, und die erste Obstportion wäre damit auch schon gegessen. Es dürfte Sie allerdings erstaunen, dass selbst in vielen herzhaften Gerichten jede Menge Zucker zu finden ist – natürlich nicht in den selbst gemachten. Gerade die Fast-Food-Gerichte haben es in sich, denn allein in einer Flasche Ketchup verbergen sich bis zu 45 Stück Würfelzucker! Kommt dann noch eine Cola hinzu, ist mit der empfohlenen Fett- auch schon die empfohlene Zuckeraufnahme deutlich überschritten.

Dummerweise können gerade Kinder oft von Zucker bzw. stark zuckerhaltigen Produkten nicht genug kriegen. Wir haben daher in unserer Ernährungspyramide auch extra einen süßen oder einen fetten Snack eingeplant, sodass Ihr Kind nicht komplett auf Süßes verzichten muss. Die Erfahrung hat mich gelehrt, dass strikte Verbote sowieso nur dazu taugen, gebrochen zu werden. Ihr Kind muss also nicht ganz auf Süßes verzichten, erlaubt ist nur nicht das Naschen vor dem Essen. Ich möchte Ihnen dennoch meine gesünderen Alternativen zu Schokolade und Co. nicht vorenthalten.

Naschen ... aber was? Tipps, Tricks und Rezepte

Generell: Gummibärchen sind immer noch besser als der Schokoladen-Keks-Doppeldecker, ein Rosinenbrötchen ist der Fettbombe »Croissant« vorzuziehen, ein Zwieback mit Fruchtaufstrich der Butterwaffel und das Wassereis dem Cremeeis. Dennoch: Auch die Alternativen stehen eigentlich auf der roten Liste, denn sie sind zwar fettarm bzw. sogar fettfrei, haben aber dennoch zu viel Zucker – und der ist, wie wir nun wissen, alles andere als harmlos – und macht ständig Hunger auf mehr.

Wie schon beim Fett lässt sich auch beim Naschen ein gesünderes Ergebnis erzielen, wenn 1. es ganz vermieden, 2. Die Nascherei gestreckt oder 3. Alternativen ausgewählt werden. Auch hier lässt sich zum Punkt »Vermeiden« nichts mehr hinzufügen. Da aber das gänzliche Vermeiden besonders bei kleinen Naschkatzen völlig unrealistisch ist und Sie spätestens nach einer Woche die Nase voll haben von Ihrem nervenden Schützling, ist die Alternative 2 schon deutlich besser: Strecken Sie Naschereien durch Obst. Also zum Beispiel: Statt drei Kugeln Eis nur noch eine, die aber mit viel leckerem Obst garniert ist.

Ebenso wie es versteckte Fette gibt, gibt es auch versteckten Zucker, dem Sie so weit wie möglich ausweichen sollten. Auf Seite 88 f. und 26 konnten Sie sich bereits sowohl über den glykämischen Index (GLYX) als auch über die so genannte Altersdiabetes informieren, die immer häufiger schon im Kindesalter diagnostiziert wird. Sparen Sie also beim Zucker! Die Gesundheit und die Figur Ihres Kindes sind es wert!

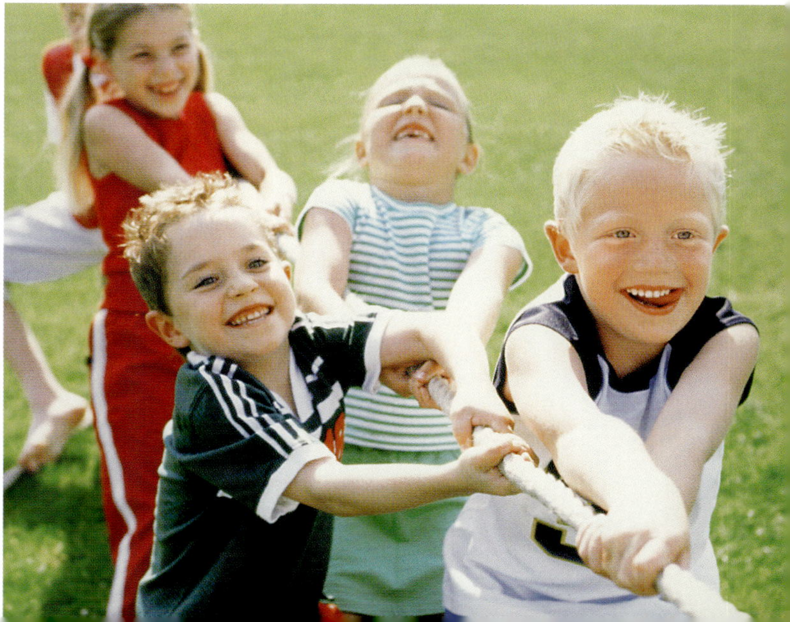

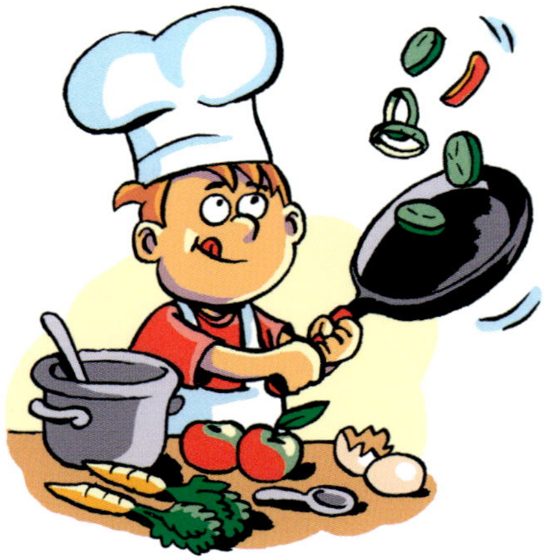

Gesündere Alternativen zu Schokolade und Butterkeks gibt es hier:

POPCORN: SÜSS UND PIKANT

(für 1 große Portion)

2 EL neutrales Öl zum Braten, zum Beispiel Rapsöl
3 geh. EL Popcornmais
Gewürzmischung (siehe rechts)

Erhitzen Sie das Öl in einem Topf (am besten mit Glasdeckel, damit Ihr Kind zugucken kann), und geben Sie dann die Popcornmaiskörner hinein. Schließen Sie den Topf mit dem Deckel und warten Sie, bis Sie die ersten Plopp-Geräusche hören – ein untrügliches Zeichen dafür, dass es losgeht und die Körner aufplatzen. Sobald das geschieht, reduzieren Sie die Hitze, damit nichts anbrennt. Werden die Geräusche wieder leiser, fassen Sie den Topf an den Henkeln und schütteln Sie ihn durch. Nochmals kurz warten, damit die verbliebenen Körner platzen können. Nehmen Sie dann den Topf vom Herd, schütten Sie das Popcorn in eine Rührschüssel und rühren Sie die Gewürzmischung, die Sie mit einem Teesieb gleichmäßig über das Popcorn sieben (kann Ihr Kind machen!), unter.

GEWÜRZMISCHUNG PIKANT

1/2 TL Kräutersalz
1 Msp. Paprikapulver edelsüß
1 Msp. Currypulver

Geben Sie die Gewürze in einen Mörser und verreiben Sie alles zu feinem Pulver. Tipp: Bei der pikanten Gewürzmischung sind dem Erfindungsreichtum keine Grenzen gesetzt. Sie können auch mal eine Pizzagewürzmischung oder andere Kräutermischungen ausprobieren.

GEWÜRZMISCHUNG SÜSS

1 gestr. TL brauner Zucker
1 Msp. Zimt oder Lebkuchengewürz

Geben Sie alles in den Mörser und verfahren Sie wie bei der pikanten Gewürzmischung. Auch hier können Sie ganz nach Gusto die Zutaten variieren – nur die Zuckermenge darf nicht erhöht werden.

GETAUCHTE OBSTSPIESSCHEN (ERDBEER-BANANE)

(für 12 Spieße)

12 Zahnstocher oder Cocktailspießchen
6 mittelgroße Erdbeeren
1 Banane
3 geh. EL Magerquark
3 geh. EL Vanillejoghurt
2 Hand voll Cornflakes, natur gekrümelt oder 1 Hand voll Cornflakes natur und 1 Hand voll Schokocornflakes, gekrümelt

Waschen, putzen und vierteln Sie die Erdbeeren, schälen Sie dann die Banane und schneiden Sie sie in 24 Scheiben. Rühren Sie nun den Quark mit dem Joghurt glatt, und geben Sie, falls die Konsistenz noch nicht cremig genug ist, einen Schuss Wasser hinzu. Spießen Sie mit Ihrem Kind die Fruchtstückchen auf, tauchen Sie sie in den Quark und wälzen Sie sie zum Schluss in den Cornflakes-Krümeln. Zum Schluss alles dekorativ auf einen Teller setzen. Natürlich können Sie hier jedes beliebige Obst verwenden, neue Obstsorten ausprobieren oder einfach Ihr Kind bestimmen lassen, welches Obst es am liebsten dafür nehmen möchte.

FRUCHTWÜRFEL MIT VANILLE-ZIMTGUSS

(2 große Portionen)

1 Mango
1 Banane
1 Kiwi
1/2 Vanilleschote bzw. Vanillearoma
2 geh. EL Schmand
2 EL Orangensaft
1 Spritzer Zitronensaft
1 Msp. Zimt

Die Mango schälen, das Fruchtfleisch in Spalten vom Kern schneiden. Schneiden Sie dann die Hälfte des Mango-Fruchtfleischs ebenso wie die geschälte Banane und Kiwi in Würfel und mischen Sie alles. Pürieren Sie den Rest der Mango zusammen mit dem ausgekratzten Mark der Vanilleschote, dem Schmand und dem Orangen- und Zitronensaft im Mixer und geben Sie den Zimt hinzu. Füllen Sie die Fruchtwürfel in zwei Schälchen und servieren Sie sie mit dem Guss.

ERDBEER-KOKOSQUARK MIT KRÜMELHAUBE

(2 Portionen)

200 g reife Erdbeeren oder andere Beeren bzw. Beerenmischung
75 g Magerquark
1 TL Ahornsirup
50 ml Kokosmilch
1 geh. TL Kokosflocken
2 Butterkekse in Krümeln

Waschen und putzen Sie die Beeren, schneiden Sie sie in Stückchen oder pürieren Sie sie. Rühren Sie anschließend den Quark mit dem Ahornsirup und der Kokosmilch glatt. Rühren Sie dann das Fruchtpüree oder die -stückchen ein und bestreuen Sie alles mit den Kokosflocken und den Kekskrümeln.

Der Süßhunger kann auch mal durch ein süßes **Mittagessen** gestillt werden.

APFELTASCHEN AUS KARTOFFELTEIG MIT VANILLESAUCE

(für 8 Taschen)

Für den Teig
300 g Kartoffeln (ca. 4 mittelgroße Kartoffeln), evtl. auch die Pellkartoffeln vom Vortag
150 g Weizenvollkornmehl
2 geh. TL Backpulver
1 EL Olivenöl
2 EL saure Sahne

Für die Füllung
3 Äpfel
1 TL Zucker
1 Pr. Zimt

Waschen Sie die Kartoffeln und garen Sie sie anschließend in der Schale. Mischen Sie das Mehl mit dem Backpulver. Für die Füllung waschen und schälen Sie die Äpfel und schneiden sie anschließend in kleine Stückchen, die Sie mit dem Zucker und dem Zimt vermischen. Pellen Sie nun die nur noch lauwarmen Kartoffeln und zerstampfen Sie sie, mengen Sie dann nach und nach die Mehl-Backpulver-Mischung unter. Geben Sie anschließend das Olivenöl und die saure Sahne hinzu und kneten Sie so lange weiter, bis ein homogener Teig entstanden ist. Halbieren Sie den Teig, rollen Sie ihn zur Wurst und teilen Sie jeweils vier gleichgroße Portionen ab. Rollen Sie jedes Stück auf Untertassengröße aus, setzen Sie einen Teil der Füllung darauf, klappen Sie alles zusammen und verkneten Sie die Ränder. Setzen Sie die Päckchen auf ein mit Backpapier ausgelegtes Backblech und backen alles im vorgeheizten Backofen bei 180 bis 200 Grad ca. 15 Minuten.

Für die Vanillesauce
400 ml fettarme Milch
1 Päck. Vanillesauce
2 gestr. EL Zucker

Nehmen Sie 4 EL von der Milch ab und verrühren Sie diese mit dem Päckchen Vanillesauce, während Sie die restliche Milch mit dem Zucker aufkochen. Nehmen Sie dann den Topf vom Herd, geben Sie das angerührte Pulver hinzu und lassen Sie alles unter Rühren einmal aufkochen.
Die Apfeltaschen zusammen mit der Vanillesauce servieren.

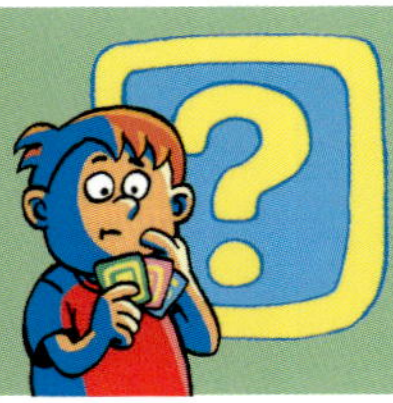

DAS KINDERQUIZ DER WOCHE

Nenne mir drei echte Alternativen zu Schokolade, Kuchen & Co.!
Auf Seite 142 erfährst du die Antwort!

1.

2.

3.

4 EXTRA-TIPPS FÜR ELTERN AUSGEMACHTER NASCHKATZEN

1. Das Reduzieren des Süßigkeiten-Konsums sollte schon beim Einkauf beginnen. Lassen Sie die Süßigkeiten- und Snackregale links liegen und bleiben Sie auch bei den Regalen neben der Kasse eisern. Wenn die Keksdose und die Schokoladenschublade nämlich immer voll sind, ist es für Ihr Kind umso schwerer zu widerstehen. Auch hier kann ich nur noch einmal an die Solidarität aller Familienmitglieder appellieren. Wenn ein Kind abnehmen soll, dann sollten sich auch alle anderen mit dem Naschen zurückhalten.
2. Wenn schon Süßigkeiten im Haus sind, dann lassen Sie sie bloß nicht offen rumliegen. Schluss also mit dem Keks-, Plätzchen- und Süßigkeitenteller, der Rückfall lässt sonst nicht lange auf sich warten.
3. Achten Sie darauf, dass die erlaubte Portion bewusst genossen wird. Das heißt: Nebenbei gibt es kein Fernsehen und kein Lesen!
4. Beschränken Sie Portionen und setzen Sie klare Grenzen! Zugegeben, diese Regel gerade beim Naschen durchzusetzen kann anstrengend sein ... Aber gerade hier ist es wichtig, konsequent zu bleiben. Das Wohlergehen Ihres Kindes sollte Sie trösten, wenn Sie das schlechte Gewissen plagt. Und: In anderen Bereichen wird es doch auch als völlig normal empfunden, dem Kind Grenzen aufzuzeigen. Beim Bereich Essen hingegen ist es eher unüblich. Meine Meinung lautet: Auch hier sollte Erziehung nicht Halt machen, denn gerade beim Essen tun Sie Ihrem Kind einen wirklichen Gefallen!

DIE 6. WOCHE! SIE BEIDE HABEN IHR ZIEL FAST ERREICHT!

Glückwunsch! Noch eine Woche, und es ist geschafft. Gibt es mittlerweile Pläne für danach? Haben Sie und Ihr Kind eine langfristige Lösung für das frühere Bewegungsdefizit gefunden, zum Beispiel durch eine Mitgliedschaft in einem Sportverein oder durch eine Gruppe Gleichgesinnter? Wenn ja, dann sind Sie beide wirklich auf dem besten Weg, mit diesen sechs Wochen in ein gesünderes Leben zu starten.

Wenn Sie nun auch das gewonnene Ernährungswissen täglich in die Tat umsetzen, dann kann nichts mehr schief gehen. Ganz sicher! Vielleicht wird Ihr Kind nie superdünn werden – aber wer will das schon. Die Bohnenstangen und Heringe aus Film und Mode sind sowieso mit Skepsis zu betrachten. Wichtig ist vielmehr, dass Ihr Kind nicht länger seine Gesundheit aufs Spiel setzt und zu einem selbstbewussten, eigenverantwortlichen Menschen heranreift! Der erste Schritt dazu ist getan ...

Wochenplan 6

Aber noch haben wir eine Woche mit Wochenplan. Bitte kopieren, aufhängen und eintragen.

Die Wochenschwerpunkte der letzten Woche sind ...

Eiweiß und Vertiefung der Fitnessübungen.

Fitnessschwerpunkt Kombination

In den letzten fünf Wochen haben wir uns einen Grundstock von Übungen erarbeitet, der in Zukunft verinnerlicht werden soll und zum Variieren geeignet ist. Im Idealfall können Sie – wie schon letzte Woche – die Übungen so wählen, dass alle Körperpartien gleichermaßen gefordert sind und auch immer noch ein bisschen Zeit für die eine oder andere Koordinationsübung bleibt. Eine von vielen Möglichkeiten stelle ich Ihnen diese Woche noch einmal vor – ab nächster Woche sind Sie und Ihr Kind selbst gefragt.

1. Übung: »Fit-Tipp« von Seite 75
2. Übung: »Storch« von Seite 121
3. Übung: »Super-Fitty« von Seite 96
4. Übung: »Einarmiges Superkid« von Seite 85
5. Übung: »Kleben an der Wand« von Seite 110
6. Übung: »Drahtseil« von Seite 122

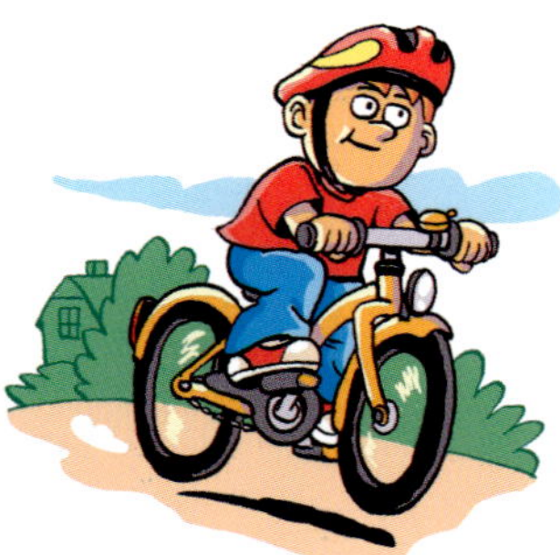

Die Ausdauer

Die eine der beiden Ausdauereinheiten könnten Sie diese Woche durch ein **Ratespiel** verkürzen: Verbinden Sie das Ausdauertraining auf dem Fahrrad mit kleinen Denkaufgaben. Ob das nun Rechenaufgaben sind, die es zu lösen gilt, oder ein Prominentenraten oder ob Sie Pflanzen und Tiere bestimmen, die während der Fahrt gesichtet werden ... das bleibt Ihrer Lust und Laune überlassen.

Info: Eiweiß

Kinder haben einen hohen Eiweißbedarf, da sich ihr Körper noch im Wachstum befindet. Eiweiße, auch Proteine genannt, sind für die unterschiedlichsten Prozesse im Körper unentbehrlich, egal ob für den Sauerstofftransport im Blut, die Erneuerung von Haut und Haar oder aber das Körperwachstum. Eiweißmangel im Wachstumsalter führt zur körperlichen und in schweren Fällen auch zur geistigen Unterentwicklung.

Aus nur 22 Aminosäuren, den Bausteinen der Eiweiße, stellt der Körper über 1.000 verschiedene Proteine her. Aber nicht alle Aminosäuren, die der Körper für die lebensnotwendigen Abläufe braucht, kann er selbst produzieren. Ganze neun müssen ihm von außen, also über die Nahrung, zugeführt werden, und dies muss kontinuierlich geschehen, da Eiweiß im Körper praktisch nicht gespeichert werden kann.

WOCHENPLAN 6

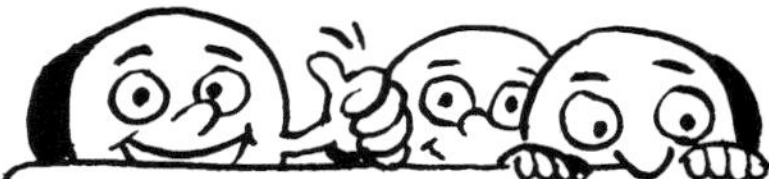

	MONTAG	DIENSTAG	MITTWOCH	DONNERSTAG	FREITAG	SAMSTAG	SONNTAG
Hast du alles, was du gegessen hast, in dein Esssäckchen gepackt?							
Hast du auch an alle Getränke gedacht?							
Kam dabei eine Pyramide heraus?							
Warst du heute mit dir zufrieden?							
Waren deine Eltern mit dir zufrieden?							
Hast du mindestens 2 Portionen Obst gegessen?							
Hast du mindestens 2 Portionen Gemüse gegessen?							
Hast du Vollkornprodukte gegessen?							
Hast du auf Süßigkeiten verzichtet?							
Hast du das Geheimprogramm konzentriert absolviert?							
Hast du höchstens 1 Stunde ferngesehen?							
Hast du höchstens 1 Stunde vor dem Rechner gesessen?							
Bist du mit dem Rad zur Schule gefahren oder beim Bus zwei Stationen früher ausgestiegen?							
Hast du statt Lift und Rolltreppe deine Beine benutzt?							
Hast du die Wissensfrage der Woche richtig beantwortet?							
Durch welche anderen Aktivitäten hast du Bonuspunkte gesammelt?							
Wie viele Bonuspunkte hast du heute insgesamt gesammelt?							

Wie viele Bonuspunkte hast du insgesamt gesammelt?	
Wie viele Bonuspunkte hattest du noch von letzter Woche?	
Wie viele hast du bereits ausgegeben?	

Das heißt, dir bleiben noch .... Punkte! Such dir was aus!

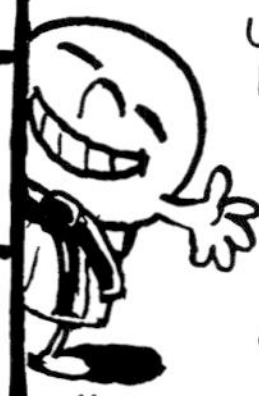

Und übrigens: Wenn du nun 6 Wochen lang das Geheimprogramm absolviert hast, bist du jetzt der stolze Träger eines schwarzen Geheimprogramm-Gürtels! Herzlichen Glückwunsch! Ach, und vergiss nicht die Punkte, die das zusätzlich bringt!

Übertrage alles in deinen großen 6-Wochen-Plan!

DAS SUPERKID-McFIT-GEHEIMPROGRAMM FÜR DIE 6. WOCHE

DEINE AUFGABEN IN DIESER WOCHE	ERFÜLLT? JA/NEIN	WIE HAST DU DICH GEFÜHLT? HAT ES SPASS GEMACHT?	PUNKTE
1 x Radfahren, mind. 20 min. am Stück (2 Punkte)			
1 x »Ratespiel«, mind. 20 min. am Stück (2 Punkte)			
2 x »Fit-Tip«, 20 Wiederholungen, 2 Sätze (2 Punkte)			
2 x »Storch«, 20 Wiederholungen pro Seite, 2 Sätze (2 Punkte)			
2 x »Super-Fitty«, 20 Wiederholungen, 2 Sätze (2 Punkte)			
2 x »Einarmiges Superkid«, 20 Wiederholungen, 2 Sätze (2 Punkte)			
2 x »Kleben an der Wand«, 20 Wiederholungen, 2 Sätze (2 Punkte)			
2 x »Drahtseil«, 3 Wiederholungen, 2 Durchgänge (2 Punkte)			
Gesamtpunktzahl:			

Bezogen auf das Normalgewicht der Kinder sollte die **Tageszufuhr** an Eiweiß bei **1 Gramm pro Kilogramm Körpergewicht** liegen; und natürlich sollte die Eiweißversorgung auf gesunde und fettreduzierte Art und Weise erfolgen. Neben der ausreichenden Menge gilt es also, auf die Qualität zu achten. Wie bei den Fetten kann man auch die Eiweiße zunächst einmal nach ihrer Herkunft einteilen: Sind sie tierischen oder pflanzlichen Ursprungs? In diesem Fall ist das tierische Eiweiß aufgrund seiner Zusammensetzung für den Menschen allerdings höherwertiger als das pflanzliche. Gerade für Kinder ist demnach eine ausreichende Versorgung gerade mit tierischem Eiweiß unbedingt erforderlich.

EIWEISSGEHALT VON NAHRUNGSMITTELN

NAHRUNGSMITTEL	g EIWEISS AUF 100 g
Sojabohne	38
Hühnerbrust	22,8
Camembert (30 % F.i.Tr.)	22,8
Butterkäse (45 % F.i.Tr.)	21,7
Schweinefleisch, mager	20,2
Rindfleisch, mager	20,0
Camembert (45 % F.i.Tr.)	19,0
Kabeljau	17,7
Magerquark	13,5
Forelle	11,0
Scholle	10,7
Hüttenkäse	10,0
Milch (1,5 %)	3,4
Joghurt (1,5 %)	3,4
Joghurt (3,5 %)	3,3
Vollmilch	3,3

Für die Versorgung mit Eiweiß eignen sich ganz besonders:

- Mageres Fleisch und Geflügel
- Fisch wie Scholle, Seelachs, Kabeljau, Forelle, Hecht, Zander
- Eier, besonders das Eiweiß
- Magere Milchprodukte wie fettarme Milch und fettarmer Käse oder auch Magerquark und fettreduzierter Joghurt
- Hülsenfrüchte
- Kartoffeln
- Getreide
- Gemüse

Aus ernährungswissenschaftlicher Sicht ist es am besten, wenn die tägliche Eiweißzufuhr aus tierischem und pflanzlichem Eiweiß kombiniert wird – in der Regel ist aber Eiweißmangel bei Kindern und auch Erwachsenen recht selten. Das Gegenteil trifft eher zu: Häufig wird durch zu viel Fleisch, Wurst, Eier und Milchprodukte zu viel Eiweiß konsumiert – und dabei meistens auch zu viel Fett aufgenommen. Es ist also darauf zu achten, dass eine ausreichende Eiweißversorgung gewährleistet ist und dennoch nicht zu viel Fett und Fleisch verzehrt wird.
Als eine Grundlage für eine ausgewogene, gesunde und fettreduzierte Eiweißversorgung haben Sie schon einige Quark-, Joghurt-, Linsen-, Fisch- und Fleischrezepte kennen gelernt. Nun folgen noch weitere leckere Gerichte rund um das Weiße vom Ei.

Kinderessen rund ums Eiweiß

KNUSPERSTICKS MIT FRUCHTIGEM TOMATEN- ODER LINSENDIP

(für 4 Portionen)

Für die Marinade
1 EL Senf
1 TL Ahornsirup
1 TL Wasser
1 TL Rapsöl

Diese Zutaten alle miteinander verrühren.

4 Hähnchenbrustfilets
3 Hand voll Cornflakes

Hähnchenbrustfilets unter fließendem Wasser waschen und mit Küchkrepp abtrocknen. In fingergerechte Stücke schneiden, von beiden Seiten mit der Marinade bestreichen, anschließend in Cornflakes wälzen, gut andrücken und auf ein mit Backpapier oder -alufolie belegtes Backblech legen. Im vorgeheizten Backofen bei 180 bis 200 Grad ca. 15 Minuten backen.

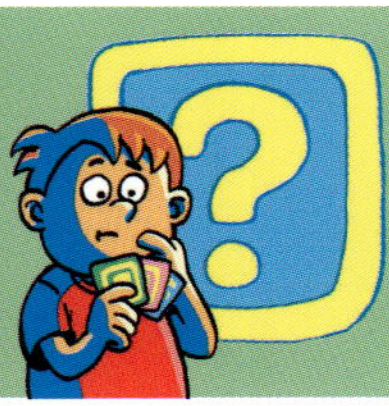

DAS KINDERQUIZ DER WOCHE

In welchen Lebensmitteln findet sich besonders viel Eiweiß?
Kreuze die Lebensmittel an und schlag auf Seite 142 nach, ob du Recht hast!

Bananen		Hülsenfrüchte	
Eier		Kräuterbutter	
Obstkuchen		Kartoffelsuppe	
fertige Trinkmilch		Salamipizza	
selbst gemachter Obstquark		Fisch	
Vollkornbrot		Joghurt	
Sojabohnen		Käse	
Würstchen			

Tomatendip
Einfach Tomatenmark mit etwas Ketchup verrühren, eine klein geschnittene, entkernte Tomate unterrühren, mit Salz, Pfeffer und evtl. etwas Curry würzen.

Roter Linsendip
100 g rote Linsen
175 ml Wasser
1 gestr. TL Instant-Gemüsebrühe
1 EL Sojasauce
2 EL saure Sahne
2 TL Sesam
1/2 gestr. TL Kräutersalz
1 gute Msp. gemahlener Kreuzkümmel
1 Pr. Curry
etwas gehackte Petersilie
etwas Sesam zum Bestreuen

Lassen Sie die Linsen im Wasser aufkochen und geben Sie danach die Gemüsebrühe hinzu. Lassen Sie alles bei geringer Hitzezufuhr mit geschlossenem Deckel ca. 20 Minuten quellen, bis die Linsen weich sind. Anschließend abkühlen lassen, mit Sojasauce, saurer Sahne, Sesam und Gewürzen durchpürieren. Zum Schluss mit Sesam und Petersilie bestreut servieren. Genauso gut schmecken statt Linsen abgetropfte Kichererbsen aus der Dose. Sie haben den Vorteil, dass sie bereits gekocht sind.

UFO-BURGER

(Für 4 Burger)

4 Vollkornbrötchen
Tomatenmark bzw. Ketchup
4 Hackfleisch-Ufos (siehe Rezept Seite 107)
Salatblätter
Salatgurke
Tomaten
Gewürzgurken
geraspelter Käse
Salatcreme mit Joghurt

Die Vollkornbrötchen halbieren, eine Hälfte mit Tomatenmark bestreichen und darauf ein Hackfleisch-Ufo legen. Für nicht so dicke Burger einmal das Ufo waagrecht halbieren und nur die Hälfte auflegen. Darauf die angebotenen Gemüsearten verteilen, z.B. ein Salatblatt und Gurkenscheiben oder Tomaten und Gewürzgurken, darüber etwas Käse streuen, die andere Brötchenhälfte mit Salatcreme bestreichen und zusammenklappen.

EIN AUSBLICK IN DIE ZUKUNFT

Sie haben es also geschafft! Herzlichen Glückwunsch! Wurden die Ziele und die Teilerfolge erreicht? Haben Sie das Gefühl, dass bei Ihnen und Ihrem Kind mittlerweile eine gewisse Routine eingekehrt ist, was die Ernährungsumstellung und den Bewegungszuwachs angeht? Falls das so ist, haben Sie die besten Voraussetzungen, auch in Zukunft ein gesundes und fittes Leben zu führen.

Zum Schluss möchte ich Ihnen noch weitere wertvolle Tipps mit auf den Weg geben, die Sie die nächsten Wochen und Monate begleiten sollten. Nach diesen sechs Wochen soll mit dem Krafttraining nicht Schluss sein – im Gegenteil. Die Übungen, die Ihr Kind bis jetzt zweimal pro Woche durchgeführt hat, können nur ein Anfang sein. Es ist am einfachsten, wenn Sie für die Zukunft **feste Termine** mit Ihrem Kind vereinbaren – zum Beispiel immer dienstags um 17.00 Uhr und samstags um 15.30 Uhr. Sport zu festen Zeiten hat eine weitaus größere Chance, wirklich ausgeführt zu werden als bloß gute Vorsätze ohne festen Termin. Dasselbe gilt fürs Fahrradfahren.

Um letzteres so lustig wie möglich zu gestalten, sind Ihrer Fantasie keine Grenzen gesetzt – hier noch ein paar Anregungen:

- **Lieder singen und Lieder erraten:** Wie viele Lieder können Sie noch aus dem Gedächtnis heraus zusammen singen? Hierbei wird das Konzentrationsvermögen trainiert, im Takt zu treten schult die Koordination und ist eine automatische »Bremse« gegen Überlastung, da Sauerstoff fürs Singen gebraucht wird. Variieren können Sie das Spiel, wenn entweder Sie oder Ihr Kind eine Melodie ansummen und der andere sie erraten muss.
- **Hindernisfahren:** Etwas Vorbereitungszeit ist nötig. Legen Sie im Vorfeld der Tour auf der Strecke einen schmalen Korridor, der durch Äste oder Kreidestriche markiert wird, fahren Sie über eine Holzwippe, ein dünnes Brett oder durch einen Bach. Durch aufgestellte Hütchen können Sie auch einen Slalomlauf initiieren. Fahren Sie den Rundweg wenn möglich öfters ab, sodass Erfolgserlebnisse bei Ihrem Kind gefördert werden.
- Auch das **»Sternesuchen«** erfordert ein wenig Vorbereitung. Befestigen Sie an verschiedenen Bäumen kleine, sternförmige und durchnummerierte Kartons. Geben Sie Ihrem Kind die Endsumme der addierten Zahlen an. Ihr Kind hat nun die Aufgabe, wenn möglich alle Sterne zu finden. Beim Erreichen der vollen Punktzahl ist natürlich auch eine kleine Anerkennung fällig. Dieses Spiel eignet sich zum Beispiel, wenn Sie Ihr Kind alleine losschicken und auf Nummer sicher gehen wollen, dass es auch wirklich Fahrrad fährt ...

- **Ritterspiel:** Ein oder mehrere Luftballons werden hintereinander in erreichbarer Höhe aufgehängt. Das Kind fährt nun große Runden und soll bei jedem Vorbeifahren versuchen, den Luftballon mit der Hand zu treffen. Einmal mit der rechten, das nächste Mal mit der linken.
- **Radfußball:** Auf einem abgesteckten Platz wird mit einem aufgeblasenen Wasserball Radfußball auf zwei kleine Tore gespielt. Wer den Gegner umfährt oder mit dem Fuß den Boden berührt, muss eine Strafrunde um das Spielfeld drehen.
- **Radbiathlon:** Auf einer Waldstrecke oder einem Sportplatz werden Runden gefahren. Je nach Länge der Runde müssen die Teilnehmer alle zwei bis drei Runden an einer Station vom Rad steigen und mit einem Ball dreimal auf ein Tor schießen oder eine andere Aufgabe erfüllen. Bei einem Fehlpass muss eine Strafrunde gefahren werden. Wer zuerst die festgelegte Rundenzahl absolviert hat, hat gewonnen. Die Runden sollten allerdings nicht zu kurz sein, um das Tempo nicht zu hoch werden zu lassen. Es gilt: Ausdauer vor Intensität.
- **Schnitzeljagd:** Sie fahren mit Ihrem Rad voraus und legen mit Papierschnipseln, Sägemehl oder kleinen farbigen Bändern, die Sie an Ästen befestigen, die Fährte. Ihre Verfolger dürfen 15 Minuten nach Ihnen losfahren und sollen Sie vor dem Ziel einholen.
- **Familienduell:** Dieses Spiel kann in Form eines kleinen Wettkampfs durchgeführt werden. Gestartet wird in zwei Gruppen. Das Ziel ist nicht, die vorgegebene Tour möglichst schnell zurückzulegen, sondern möglichst fehlerfrei. Auf einem Rundkurs befinden sich mehrere Stationen, an denen bestimmte Aufgaben ausgeführt werden müssen.
  Station 1: Im Wald müssen ein Tannenzapfen, ein kleines Stück Moos und ein Buchenblatt gesammelt werden.
  Station 2: Hier muss ein kleines Rätsel oder eine Rechenaufgabe gelöst werden.
  Station 3: Vom Rad absteigen, eine Runde um das Rad laufen, auf den Boden legen und wieder aufstehen. Insgesamt 3 x, dann weiterfahren.

Checkliste für eine bewegte Zukunft

Überprüfen Sie weiterhin auch Ihre Bewegungsgewohnheiten, denn Sie sind das wichtigste Vorbild für Ihr Kind. Gute Ratschläge wirken eben nur dann schlecht, wenn Sie diesen selbst nicht nachkommen.

- Meiden Sie auch in Zukunft Aufzüge und Rolltreppen, benutzen Sie stattdessen die Treppe. Auch die kurzen Strecken mit dem Auto sollten Sie mit dem Rad oder zu Fuß erledigen. Und dabei gilt: Es gibt kein schlechtes Wetter – nur mangelhafte Kleidung!
- Ergreifen Sie immer wieder die Initiative und schlagen Sie Freizeitaktivitäten an der frischen Luft vor.
- Fragen Sie in Sportvereinen oder bei Krankenkassen nach, ob in Ihrer Nähe spezielle Kurse für dicke Kinder angeboten werden – wenn nein, dann ergreifen Sie selbst die Initiative und sprechen andere Eltern an.

- Kaufen Sie einen Gymnastikball in kindgerechter Größe und lassen Sie Ihr Kind damit experimentieren. Ganz sicher wird er zur neuen Sitz-, Bewegungs- und Spielgelegenheit.
- Reflexionsphasen nach körperlicher Bewegung können dazu verhelfen, das Wohlgefühl verstärkt wahrzunehmen. Das verlängert das positive Empfinden und die Zufriedenheit nach der Aktivität und fördert außerdem langfristig die Motivation und eine positive Körperwahrnehmung.
- Auch in Zukunft können Sie mit Speck Mäuse fangen und durch vorher festgesetzte Belohnungen beim Erreichen des jeweiligen Ziels oder beim Erfüllen der jeweiligen Aufgabe die Motivation Ihres Kindes zusätzlich schüren.

Bleiben noch einige Anmerkungen zur Ernährung:
Auch hier sind an erster Stelle Sie angesprochen. Machen Sie es sich nicht zu einfach, indem Sie wieder zu oft in die Tiefkühltruhe greifen, um die nächste TK-Pizza in den Ofen zu schieben. Für den Pizza-Hunger Ihres Zöglings bietet sich eher als gesunde und kommunikative Alternative der Familien-Genießerabend an. Einmal wöchentlich könnte bei Ihnen zu Hause gemeinsam gekocht werden. Gerade eine Pizza (aus Vollkornmehl, mit wenig Fett und viel frischem Gemüse) ist ein ideales Gericht, um Kinder in die Vorbereitung mit einzubeziehen und Sie auf den Geschmack von Gemüse zu bringen.

Bleiben Sie weiterhin konsequent bei den Portionen. Auch die gesündeste Pizza-Variante macht beim fünften Stück einfach nur dick. Deshalb: Achten Sie darauf, dass Ihr Kind während des Essens genügend trinkt, schalten Sie den Fernseher ab und schaffen Sie eine kommunikative Atmosphäre. Gehen Sie mit gutem Beispiel voran und legen Sie immer mal wieder das Besteck aus der Hand. Ihr Körper braucht eben eine gewisse Zeit, um den Befehl »satt« ans Gehirn zu senden – und meistens würde weniger ausreichen, um satt und nicht platt zu sein.

Fördern Sie auch die *Eigenverantwortung* Ihres Kindes. Nehmen Sie es zum Einkauf mit, erklären Sie ihm, warum dieses und jenes Lebensmittel nicht gesund ist und Übergewicht fördert – andere aber toll schmecken und satt machen, ohne die Waage nach oben zu treiben. Ihr Kind nimmt sich seines Körpers weit mehr an, wenn es das Gefühl hat, Freiräume und Selbstverantwortung zu haben. Ein weiterer Weg, dieses zu erreichen, könnte natürlich auch das selbstständige Planen einer Fahrradtour sein oder, um wieder zum Essen zu kommen, das Planen des Familien-Genießerabends. Mittlerweile gibt es jede Menge Kochbücher, die sich auf fettreduzierte, vollwertige und einfache Küche spezialisiert haben – kaufen Sie sich mal eines, um Ihren Fundus an tollen Rezepten zu erweitern!

Wir wünschen Ihnen auch weiterhin viel Erfolg!

AUFLÖSUNGEN

Die drei Frühstücksvarianten von Seite 56:

**1 Becher Kakao, Milch mit 1,5 % Fettanteil,
1 Marmeladen- Vollkornbrötchen mit 1 EL Butter**

Wenn es Ihr Kind gerne süß mag, ist das für ein Frühstück gar nicht so schlecht, da durch das Vollkornprodukt eine lange Sättigung erreicht wird. Sie sollten bei den Pausensnacks darauf achten, dass Ihr Kind Obst oder Gemüse isst, und außerdem, dass tatsächlich nicht mehr Butter verwendet wird.

1 Glas Tee, 1 Müsli mit fettarmer Milch und 1 Apfel

Vorbildlich: kein rotes Kärtchen zum Frühstück und bereits ein Vollkornprodukt und eine Portion Obst! Dieses Frühstück ist ein idealer Einstieg in einen bewegten Tag!

**2 Gläser Tee, 1 Scheibe Vollkornbrot mit fettreduziertem Käse, ohne Butter, dafür mit etwas Tomatenpaste bestrichen und
1 Hand voll Gürkchenscheiben**

Wenn Ihr Kind morgens nicht gerne süß isst, dann ist das ein sehr gelungener Einstieg in den Tag. Auch hier musste noch kein rotes Kärtchen gezogen werden, dafür ist bereits eine Gemüse-Karte weg. Vorbildlich!

Drei Pausenvarianten

**1 belegtes helles Brötchen mit Butter und Schokokuss,
1 Vanillemilch**

Hier wurde mit Ernährungssünden nicht gespart. 3 x rot alleine beim Pausensnack ist eindeutig zu viel. Außerdem fehlen die lebenswichtigen Vitamine – kein Obst- oder Gemüse-Kärtchen weit und breit. Fazit: Diese Pausenvariante ist verbesserungswürdig!

1 belegte Scheibe Vollkornbrot mit 1 Scheibe Gouda (45 %), Tomatenmark, dazu Möhrenschnitze und 1 Glas ungesüßter Tee

Sehr gut! Das Vollkornprodukt ist gut für eine lang anhaltende Sättigung und lässt den Blutzuckerspiegel nur langsam ansteigen und deshalb auch nicht rapide abfallen: Das heißt übersetzt: Ihr Kind fällt nicht in ein Konzentrationsloch, ist in der Schule fitter und wacher. Die Möhren liefern wertvolle Vitamine und die Scheibe Gouda das Fett, um diese zu lösen und zu verwerten. Das Getränk ist zucker- und fettarm. Fazit: Hier wurde alles richtig gemacht!

1 Naturjoghurt (1,5 %) mit Schnitzen von 1 Nektarine und 1 Apfel, 1 Apfelschorle

Wenn das Frühstück reichhaltig war und durch Vollkornprodukte lange satt hält, ist das eine hervorragende Pausenvariante. Gleich 2 Obst-Kärtchen in der Pause und 1 »gutes« Getränk: Besser geht's nicht!

Drei Mittagsvarianten

1 TK-Pizza Salami, 1 Glas Apfelsaft, 1 Eis

Zu viel Fett und zu viel Zucker! Ganz klar. Eindeutig verbesserungswürdig dieses Mittagessen. Es sollte wirklich die ganz große Ausnahme sein, dass das alles in dieser Kombination auf den Tisch kommt, denn wie man sieht, verdrängen die vielen roten Kärtchen die guten grünen. Bei Obst, Gemüse und gesunden Getränken ist nämlich Fehlanzeige.

Scholle mit Salzkartoffeln und Gurkensalat (zum Anbraten und für den Salat: insgesamt 1 EL Öl), 2 Gläser Apfelsaftschorle, zum Nachtisch 1 Fruchtjoghurt (1,5 %)

Vorbildlich! Mehr gibt es dazu eigentlich nicht zu sagen, denn Ihr Kind bekommt durch den fettarmen Meeresfisch wertvolle Vitalstoffe und Spurenelemente, auch für die Vitamine ist gesorgt, und außerdem wurde auf eine fettreduzierte Kost geachtet. Einziger Verbesserungsvorschlag: den Fruchtjoghurt durch einen selbst gemachten Fruchtjoghurt ersetzen, indem Sie einen Naturjoghurt mit Oststückchen bereichern. Der hat nämlich mehr Vitamine!

Asiatische Reispfanne mit Vollkornreis, verschiedenem Gemüse, Tofu-Würfeln, Gewürze, 1 EL Öl, zum Nachtisch: 1 Portion Fruchtsalat, 2 Gläser Apfelsaftschorle

Vorbildlich! Ein ideales Mittagessen mit vielen Vitaminen durch das Gemüse und den Obstsalat, fettarm zubereitet und durch den ungeschälten Reis lange sättigend. Hier wurde alles richtig gemacht.

Drei Snackvarianten

1 Stück Kuchen und 1 Becher Kakao (Milch mit 3,5 % Fettanteil)

Ich denke, Sie wissen schon selbst, wo Sie etwas verbessern könnten ... Die Vollmilch sollte in Zukunft immer durch fettreduzierte ersetzt werden, der Kuchen sollte nicht zu oft mittags verspeist werden, und wenn doch, sollten Sie Hefekuchen mit Obstbelag wählen.

1 Obstsalat und 1 Glas Wasser

Wenn das Mittagessen üppig ausfiel, ist das ein idealer Nachmittagsnack mit vielen Vitaminen.

1 Scheibe Vollkornbrot ohne Butter, mit Magerquark und Marmelade, 2 Gläser Tee

Auch sehr gut. Das Vollkornprodukt ist lange sättigend, durch die beiden Becher Tee hat der Körper auch genügend Flüssigkeit, um alles zu verarbeiten. Verbesserungsvorschlag: Die Marmelade durch Fruchtaufstrich (Rezept Seite 81 ersetzen. Schmeckt köstlich und ist gesund!

Drei Abendbrotvarianten

1 Scheibe Vollkornbrot mit Butter und Fleischwurst, 1 hart gekochtes Ei, 1 Essiggurke, dazu 1 Glas Tee

Nein, ideal ist das nicht. Zwar ist das Vollkornprodukt gut gewählt, die anderen Zutaten des Abendbrots sind allerdings zu fett, zu vitaminarm und zu »tierisch«. Verbesserungsvorschlag: Statt der Fleischwurst fettarmer Schinken, das Ei nur 2 x pro Woche, statt dem Essiggürkchen 1 Portion Tomatensalat.

1 Vollkornbrötchen ohne Butter, 1 Portion grüner Salat mit Tomaten, Möhrenstiften, Paprikastücken und Feta-Würfelchen (45 %), dazu 2 Gläser Tee

Mmmmh! Schmeckt, ist gesund und macht satt. Was will man mehr?

1 Scheibe Vollkornbrot mit Butter und fettreduziertem Gouda, dazu Gemüsestifte mit Quarkdip (Magerstufe), 2 Gläser Tee

Ebenfalls sehr schön! Und zu Gemüsestiften verpackt macht Kindern das Essen der Vitamine gleich doppelt so viel Spaß!

Die Auflösungen des Quiz der Woche

1. Woche
Die vier Obstsorten sind: Kaki, Granatapfel, Kiwi und Kumquats.
Alles andere sind die Namen von Gemüsesorten!
2. Woche
Die Antworten 1, 4 und 6 sind die richtigen. Durch die vielen Ballaststoffe halten Vollkornbröt-

chen länger satt, du bekommst keinen Heißhunger und naschst deshalb weniger. Außerdem tun Ballaststoffe deinem Körper gut und halten dich gesund.

3. Woche

Zu den *fettreichen Lebensmitteln* gehören: Schweinebraten, Currywurst, Salami, Leberwurst, Bratkartoffeln, Pommes, Schmelzkäse und Butterkäse.

Zu den *fettarmen Lebensmitteln* gehören: Hühnchenbrust, Seelachsfilet, gekochter Schinken, Lachsschinken, Geflügelwurst, Reis, Nudeln, Limburger, Kochkäse und Pellkartoffeln.

4. Woche

Antwort A ist korrekt. Antwort B ist falsch, weil vier Gläser zu wenig sind und weil Fruchtnektar zu viel Zucker enthält. Antwort C ist falsch, weil du auch trinken sollst, obwohl du gar keinen Durst verspürst. Außerdem enthält Limo keine Vitamine – aber dafür viel zu viel Zucker.

5. Woche

Zu echten Alternativen zählen drei der folgenden Möglichkeiten: Erdbeer-Kokosquark mit Krümelhaube, selbst gemachtes Popcorn, getauchte Obstspießchen, Fruchtwürfel mit Vanille-Zimtguss.

6. Woche

Zu den gesunden, eiweißreichen Lebensmitteln gehören: Eier, Sojabohnen, Fisch, Käse, Joghurt, Hülsenfrüchte und der selbst gemachte Obstquark. Die fertige Trinkmilch und das Würstchen enthalten zwar auch viel Eiweiß, sind aber dennoch »rote« Lebensmittel, da sie entweder zu süß oder zu fettreich sind.

NÜTZLICHE ADRESSEN

www.a-g-a.de
Auf der Homepage der Arbeitsgemeinschaft Adipositas im Kindes- und Jugendalter bekommen Eltern Infos über Therapien, Ernährung und Sport.

www.insula.de
Bei insula handelt es sich um eine Reha-Einrichtung, die eine Langzeittherapie für extrem übergewichtige Kinder und Jugendliche anbietet.

www.fke-do.de
Auf der Seite des Dortmunder Forschungsinstituts für Kinderernährung finden Eltern alles zum Thema gesunde Ernährung.
Forschungsinstitut für Kinderernährung Dortmund: OpimiX. Die Broschüre mit Empfehlungen für die Ernährung von Kindern und Jugendlichen (für 2 Euro) und das Kinderkochbuch (für 10 Euro) können bestellt werden unter: **www.fke-do.de** oder bei FKE, Broschürenbetrieb, Baumschulenweg 1, 59348 Lüdinghausen.

Telefonberatung der BZgA, der Bundeszentrale für gesundheitliche Aufklärung zu Sucht, Aids und Essstörungen unter der Nummer 0221–892031 (montags bis donnerstags 10.00-22.00 Uhr; freitags bis sonntags 10.00-18.00 Uhr)

www.dhs.de
Deutsche Hauptstelle für Suchtfragen e.V.
Westring 2
59065 Hamm
Tel.: 02381 – 9015-0

www.dge.de
Deutsche Gesellschaft für Ernährung (DGE)
Godesberger Allee 18
53175 Bonn
Tel.: 0228 – 37 76 600

www.aid.de
Auswertungs- und Informationsdienst für Ernährung, Landwirtschaft und Forsten (aid)
Friedrich-Ebert-Str. 3
53177 Bonn
Tel.: 0228 – 84990

www.bundesfachverbandessstoerungen.de
Bundesfachverband Essstörungen
Goethestr. 31
34119 Kassel
Tel.: 0561 – 713493

www.dick-und-duenn-berlin.de
Dick und Dünn e.V.
Insbrucker Str. 25
10825 Berlin
Tel.: 030 – 8544994

www.mobydickhamburg.de
Präventionszentrum Dr. C. Petersen
Lilienstraße 36 (Mönckeberg-Haus, 2. Stock)
20095 Hamburg
Tel.: 040 – 32527421

REGISTER